Markusine Guthjahr

Die bäuerliche Natur-APOTHEKE

Gesund mit traditionellen Hausmitteln

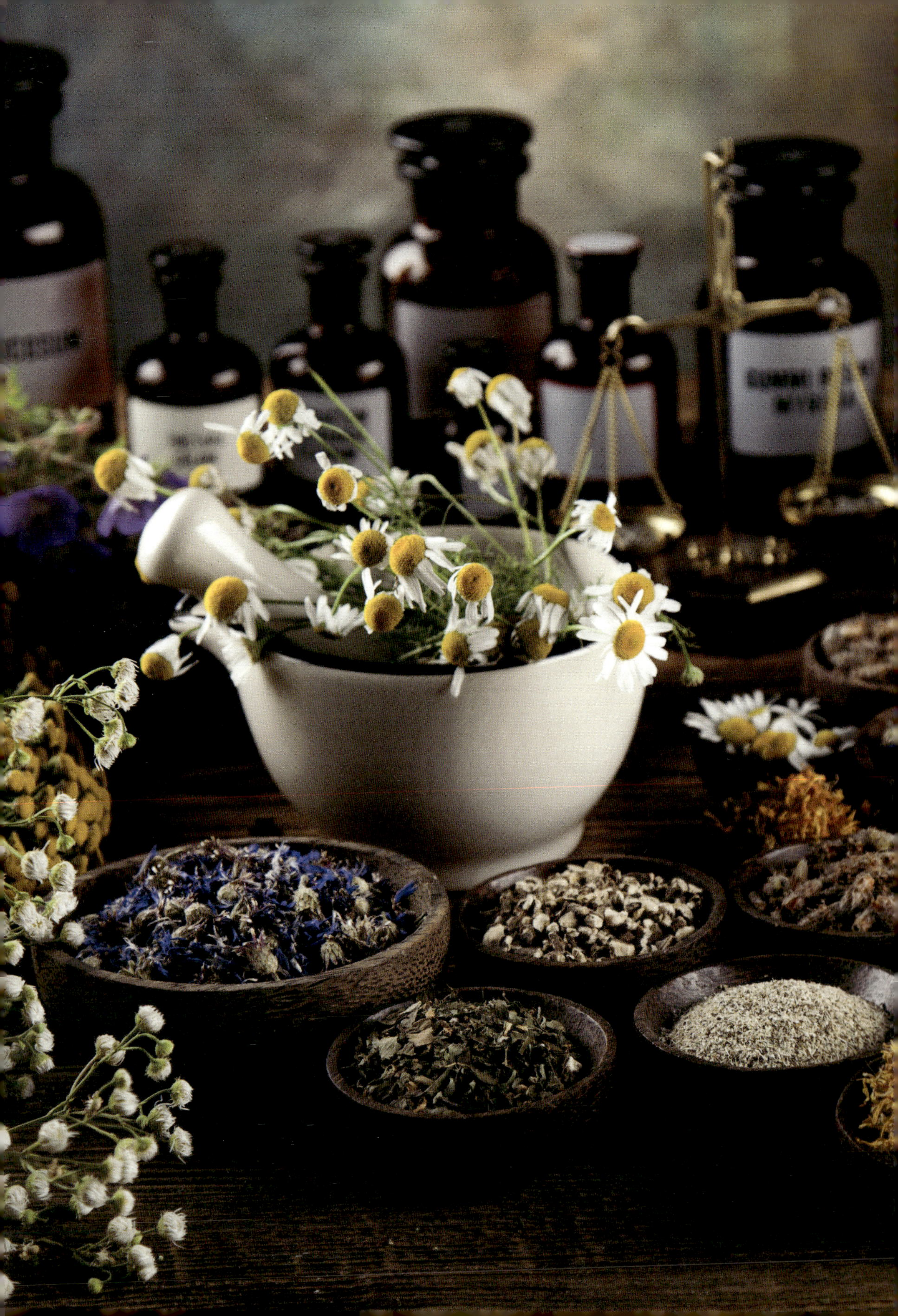

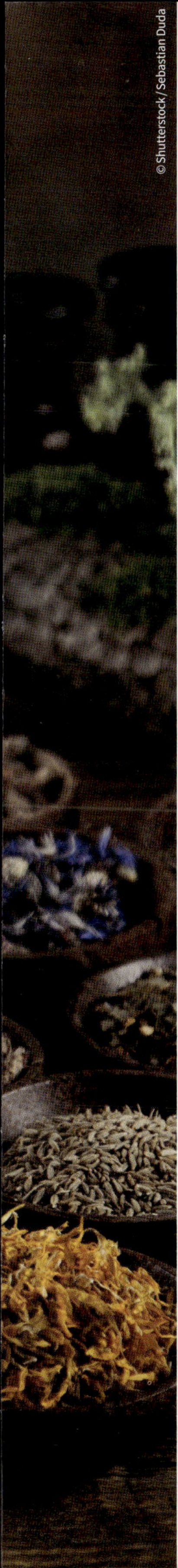

Markusine Guthjahr

Die bäuerliche Natur-APOTHEKE

Gesund mit traditionellen Hausmitteln

LANDLEBEN

Impressum

LANDLEBEN im CADMOS Verlag

unveränderter Nachdruck 2022

Umschlag, grafisches Konzept und Satz: Gerlinde Gröll, www.cadmos.de
Redaktion: Christine Weidenweber, Weibersbrunn

Umschlag – Titelbild:
©Shutterstock/Sentelia, Illustrationen: ©Shutterstock/Neti.OneLove, Lisla

Kern – Illustrationen und Icons:
©Shutterstock/Olga Korneeva, Neti.OneLove, Lisla

Bildreproduktion: Hantsch und Jesch Pre Press Services OG, Wien

Druck: www.graspo.com

Deutsche Nationalbibliothek – CIP-Einheitsaufnahme

Die Deutsche Nationalbibliothek verzeichnet diese Publikation
in der Deutschen Nationalbibliografie; detaillierte bibliografische
Daten sind im Internet über http://dnb.ddb.de abrufbar.

Printed in EU

ISBN 978-3-8404-3045-9

Liebe Leserinnen, liebe Leser,

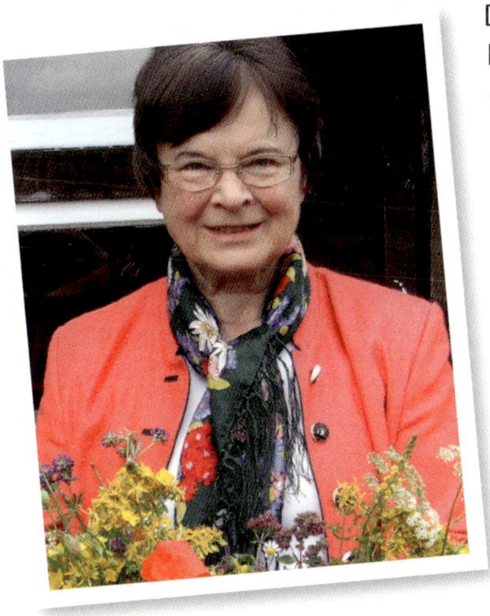

Das Wissen um die Heilkraft von Kräutern und um Hausmittel war früher weitverbreitet, ganz besonders in ländlichen Gegenden.

Unsere Großmütter kannten viele „Geheimtipps" und Rezepturen. Sie sammelten Kräuter und stellten daraus einfache Naturheilmittel selbst her, z. B. Kräutertees, Heilöle, Tinkturen, Salben und Latwerge. Die moderne Medizin, aber auch die Bequemlichkeit führten dazu, dass ein großer Erfahrungsschatz verloren ging; doch es lohnt sich, ihn heute wiederzuentdecken.

Als Landfrauenberaterin hatte ich oft Gelegenheit, Bauerngärten zu besuchen. In den Dörfern sind mir immer wieder ältere Menschen begegnet, die eine große Lebensweisheit und Naturverbundenheit ausstrahlten. In Gesprächen mit ihnen habe ich erfahren, wie pflanzliche Hausmittel früher hergestellt und verwendet wurden. Dabei hat jede Region ihre besonderen Rezepturen – „querbeet" durch die Volksmedizin. Nicht nur der Garten, sondern auch die Küche sind die „Quelle der Gesundheit". Kochen und Heilen gehören zusammen. Ein altes Sprichwort sagt: „Ein guter Koch ist auch ein guter Arzt."

Welches Kraut zu welcher Speise passt, wusste man früher sehr genau! Darüber hinaus gab und gibt es in der Küche einfache Hausmittel, die schnell zur Hand sind und das Wohlbefinden fördern, allen voran Apfel, Honig, Essig, Öl und Quark. Nicht zuletzt ist auch das Wasser ein „Jungbrunnen", dessen unterstützende Heilwirkung nicht zu unterschätzen ist.

Heilpflanzen und Hausmittel haben eine vorbeugende und unterstützende Funktion, sie können den ärztlichen Rat aber nicht ersetzen. Die Diagnose muss gesichert sein, bei unklaren Beschwerden und akuten Erkrankungen gehört der Patient in ärztliche Obhut. In Absprache mit den Therapeuten können Hausmittel die Schulmedizin allerdings sinnvoll ergänzen.

Heilpflanzen werden seit Jahrhunderten medizinisch genutzt. Vieles habe ich in meiner „Kräuterwerkstatt" erprobt oder bei Veranstaltungen mit Gruppen erarbeitet. So entstand dieses Buch, das aus der Praxis für die Praxis geschrieben wurde. Altes Erfahrungswissen trifft sich hier mit neuen Erkenntnissen, ergänzt mit vielen Tipps zur praktischen Anwendung.

Entdecken Sie die „Bäuerliche Naturapotheke" zu Ihrer Freude und zum Nutzen für Ihr körperlich-seelisches Wohlbefinden!

Markusine Guthjahr
Königstein (Bayern)

Inhalt

Kräuter – einst und heute

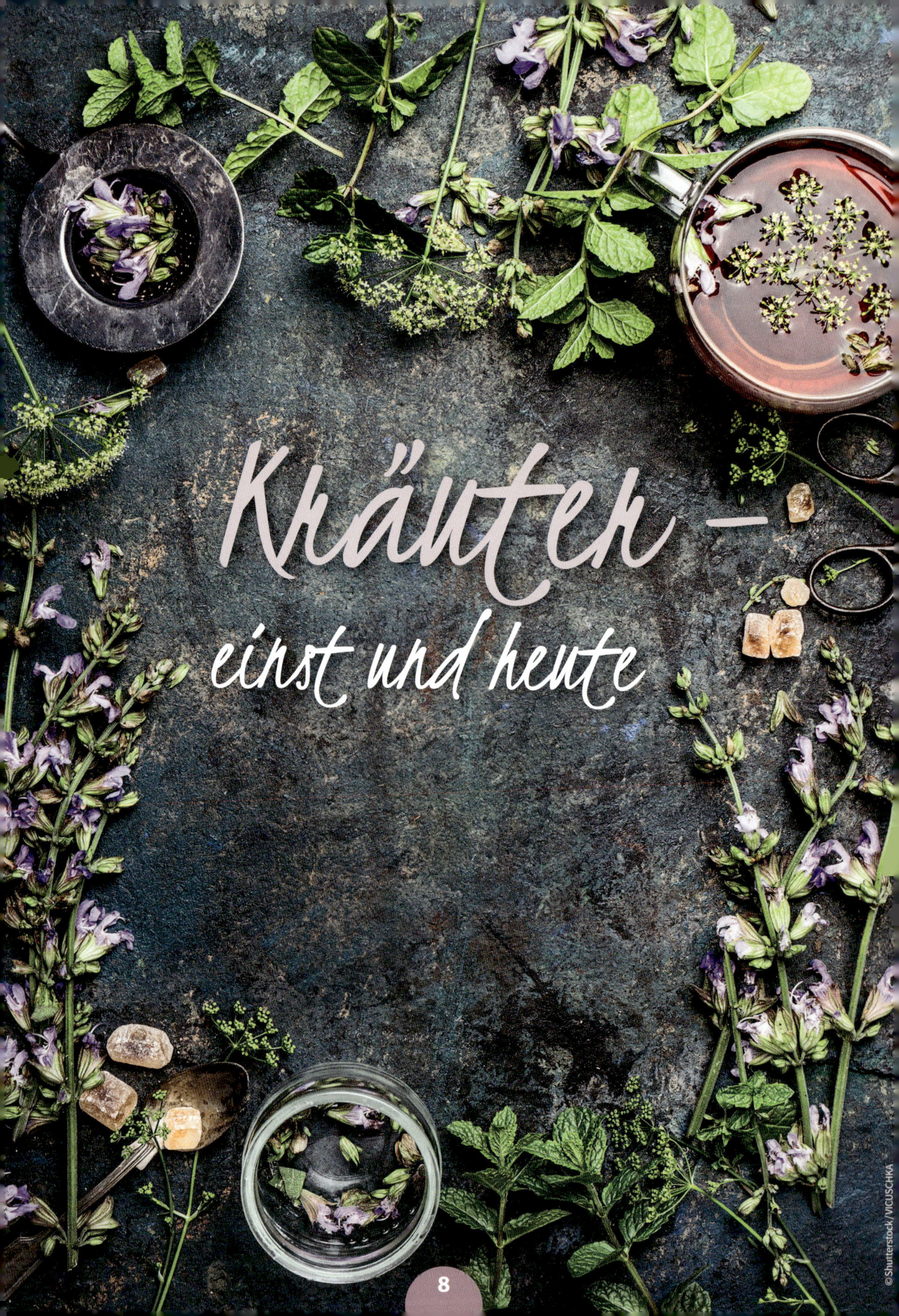

Die Hausapotheke aus der Natur

Natur ist wieder „in“, die überlieferten Rezepte alter Hausmittel sind gefragter denn je. Sie helfen auf natürliche Weise, manches „Zipperlein“ zu lindern.

Erfahrungswissen über Kräuter und andere Hausmittel wurde früher in den Familien von Generation zu Generation weitergegeben. Der Weg zum Arzt war weit und viele Menschen konnten sich teure Medizin nicht leisten. So wurden Unpässlichkeiten oder auch Krankheiten und Verletzungen mit Pflanzen aus Garten, Feld und Wald behandelt. Einen wesentlichen Beitrag zur Kultivierung von Heilpflanzen leisteten Ordensschwestern und Mönche in den Klöstern, denn zu jedem Kloster gehörte ein Arznei-Kräutergarten. Die Kräuter aus mittelalterlichen Klostergärten fanden allmählich auch Eingang in die Bauerngärten. So kam es, dass unsere Vorfahren bis vor wenigen Jahrzehnten viele Heilpflanzen kannten und anwendeten. Die Bäuerin, Hausfrau und Mutter war in der Familie von früher „Ärztin“ und „Apothekerin“ zugleich. In manchen Gegenden gehörte das handgeschriebene „Arznei- und Doktorbüchlein“ einer Familie zum Heiratsgut der jungen Braut.

Durch Berichte von früher erfahren wir immer wieder, dass es in vielen Dörfern einzelne Menschen gab, die sich besonders gut mit Heilpflanzen und Hausmitteln auskannten. Zu deren Erfahrungswissen kam auch oft die genaue Naturbeobachtung hinzu, und ihre speziellen Kenntnisse gaben sie gern an die Bevölkerung weiter.

Im Laufe der Zeit wurden die ärztliche und medizinische Versorgung auch auf dem Land verbessert. Moderne Medikamente sind einfacher und gezielter einzusetzen und wirken oft schneller. Die Gefahr ist allerdings, dass auch bei kleinen Unpässlichkeiten schnell zu Tabletten gegriffen wird und eventuelle Nebenwirkungen nicht genügend bedacht werden. Es lässt sich aber auch feststellen, dass immer mehr Menschen natürliche Heilmittel wieder bevorzugen, z. B. bei Erkältungskrankheiten. Das überlieferte Erfahrungswissen aus der Pflanzenheilkunde wird heute mit genauen wissenschaftlichen Methoden überprüft. Es ist bekannt, dass viele Würzkräuter auch gleichzeitig Heilpflanzen sind. Dennoch müssen bei dem erwachenden Interesse an „Großmutters Hausmitteln“ die überlieferten Rezepturen kritisch überprüft und hinterfragt werden, man muss die „Spreu vom Weizen trennen“.

Kräuter – gewachsene Arzneien

Garten, Wald- und Wiesenkräuter sind zugleich Würz- und Heilpflanzen. Ihren angestammten Platz haben sie nicht nur in der Küche, sondern auch in der Hausapotheke. Schon das Alte Testament weist auf die Bedeutung der Pflanzen für die Gesundheit des Menschen hin:

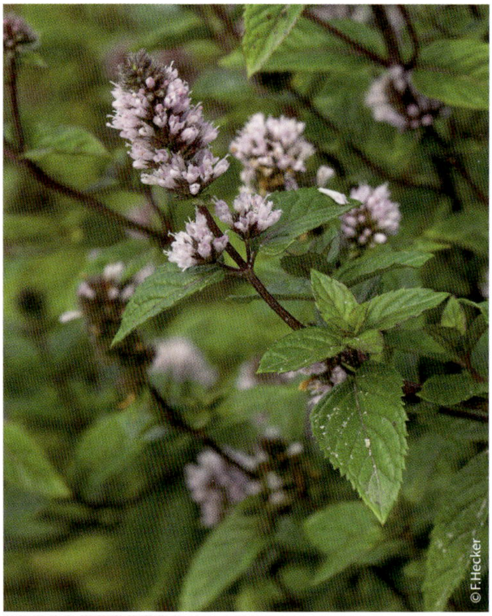

Pfefferminze kann unterschiedlich eingesetzt werden

„Der Herr lässt die Arznei aus der Erde wachsen und ein Vernünftiger verachtet sie nicht."
(Sirach 38,4)

Kräuter sind „Kompositionen" einzelner Pflanzeninhaltsstoffe, die in ihrer Gesamtheit schon in kleinen Mengen wirken. Je nach Pflanzenart enthalten sie verschiedene Bitterstoffe, Gerbstoffe, organische Verbindungen, Vitamine, Mineralstoffe und Spurenelemente. Besonders hervorzuheben sind die ätherischen Öle, die eine stimulierende, verdauungsanregende, antiseptische und oft auch eine beruhigende Wirkung haben.

Fast alle Würzpflanzen sind auch Heilpflanzen, aber nicht alle Heilpflanzen sind automatisch Würzpflanzen, z. B. eignet sich Wermut aufgrund seiner wertvollen Bitterstoffe als Tee bei Magen-Darm-Beschwerden. Als Gewürz ist er zu bitter, damit kann man sehr schnell den Gänsebraten geschmacklich verderben! Der „milde Bruder" Beifuß ist dagegen als Gewürz zum Gänsebraten viel besser geeignet.

Heilkräuter, die Alkaloide oder giftige Glykoside enthalten, gehören aber nicht in Laienhand und nicht ins Kräuterbeet! Ihre Anwendung ist ausschließlich Medizinern und Pharmazeuten vorbehalten.

Was ein Kraut zum Heilkraut macht

Die verschiedenen Inhaltsstoffe bestimmen den Einsatzbereich von Heil- und auch Würzkräutern. Die wichtigsten sollten Sie kennen:

Ätherische Öle:
Die Zusammensetzung der flüchtigen Substanzen ist unterschiedlich, sie können farblos oder auch leicht gefärbt sein, doch eines ist ihnen gemeinsam: ihr starker aromatischer Duft, an dem sie leicht zu erkennen sind.

Gerb- und Bitterstoffe:
Hierbei handelt es sich um Ablagerungsprodukte des pflanzlichen Stoffwechsels. Gerbstoffe findet man häufig in Wurzeln und Rinden, teilweise auch in Blättern. Sie wirken zusammenziehend (adstringierend) und werden aufgrund dieser Eigenschaften z. B. bei Verbrennungen und Entzündungen eingesetzt. Bitterstoffe regen die Verdauung an.

Schleimstoffe:
Diese Stoffe quellen im Wasser und fühlen sich tatsächlich schleimig an. Sie wirken reizmildernd.

Tipp

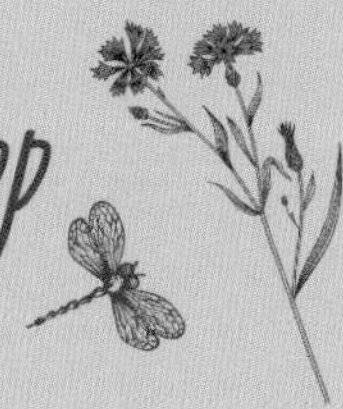

Kräuter können im Garten, auf dem Balkon oder auf der Fensterbank selbst gezogen werden. Die meisten Pflanzen sind winterhart und mehrjährig, sodass nicht jedes Jahr ausgesät werden muss. Wer keine Anbaumöglichkeiten hat, findet im Sommer ein gutes Sortiment frischer Kräuter auf Wochenmärkten und in Gemüsegeschäften.

Wirkung auf die Organe

Die verschiedenen Gartenkräuter haben, je nach Pflanzeninhaltsstoffen, bestimmte gesundheitsfördernde Wirkungen auf unsere Körperorgane.

Atemwegsorgane:
Anis, Dost, Fenchel, Majoran, Meerrettich, Pimpinelle, Quendel, Salbei, Süßdolde, Thymian, Ysop, Zwiebel

Harnwegsorgane:
Entwässernde Wirkung: Borretsch, Estragon, Kresse, Liebstöckel, Petersilie, Selleriegrün
Desinfizierende Wirkung: Knoblauch, Kresse, Meerrettich, Zwiebel

Verdauungsorgane:
Anis, Basilikum, Beifuß, Bohnenkraut, Dill, Dost, Estragon, Fenchel, Kapuzinerkresse, Kerbel, Knoblauch, Koriander, Kümmel, Majoran, Melisse, Myrrhenkerbel (Süßdolde), Oregano, Pfefferminze, Quendel, Rosmarin, Salbei, Thymian, Ysop, Zwiebel

Herz-Kreislauf-System:
Knoblauch, Lavendel, Liebstöckel, Melisse, Minze, Rosmarin, Zwiebel

Nervensystem:
Stärkend-beruhigend: Basilikum, Borretsch, Dill, Lavendel, Melisse, Minze
Anregend: Rosmarin

Stoffwechsel:
Anregend (z. B. Frühjahrskur): Borretsch, Brunnenkresse, Gartenkresse, Kapuzinerkresse, Kerbel, Knoblauch, Meerrettich, Petersilie, Pimpinelle, Schnittlauch

Stärkung der körpereigenen Abwehrkräfte:
Brunnenkresse, Kapuzinerkresse, Knoblauch, Meerrettich, Zwiebel

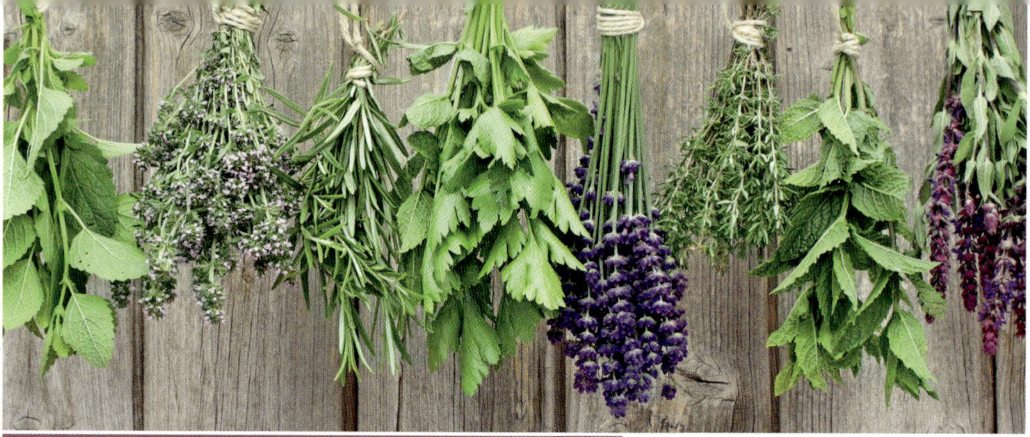

An einem luftigen, warmen und schattigen Platz trocknen Kräuter schnell.

Kräuter ernten und konservieren

Auf vielfältige Weise lassen sich Kräuter und ihre Inhaltsstoffe konservieren. Das Trocknen ist die älteste Konservierungsmethode und eignet sich besonders für die Herstellung von Tee. Darüber hinaus kann man einige Kräuter aber auch einfrieren, die Inhaltsstoffe mit Essig ausziehen oder in Öl haltbar machen. Auch das Ausziehen mit Alkohol, Honig oder Zucker und Salz sind übliche Methoden.

So wird's gemacht

Man erntet die Kräuter am besten an einem sonnigen Vormittag unmittelbar vor der Blüte, dann ist die Aroma- und Wirkstoffkonzentration am höchsten. Die Kräuter sollten vor dem Trocknen nicht gewaschen werden, sonst besteht die Gefahr der Schimmelbildung. Da die Pflanzen zu 70 Prozent aus Wasser bestehen, beeinflusst der Trockenprozess die Qualität der getrockneten Kräuter erheblich.

Die Kunst besteht darin, das Wasser so schnell wie möglich zu entziehen, ohne dass die ätherischen Öle verloren gehen. Die besten Bedingungen finden wir in einem abgedunkelten und gut belüfteten Raum mit einer Temperatur von maximal 28 °C. Die Kräuter werden in kleinen Büscheln an die Leine gehängt und sofort abgenommen, wenn sie trocken sind. Sie sollten aber niemals in der Sonne trocknen und auch die Küche ist ein ungeeigneter Ort! Feuchtigkeit, die beim Kochen entsteht, verzögert den Trockenvorgang.

Gut bewährt hat sich, wenn dicke Stängel (z. B. bei Minze und Melisse) gleich nach der Ernte entfernt werden. Dann breitet man die Blätter auf einem mit Stoff bespannten Holzrahmen locker aus. Wer keinen Holzrahmen hat, kann auch eine alte Schublade mit einer Stoffwindel bespannen. Auf diese Weise werden die Kräuter schnell und schonend getrocknet und behalten ihr Aroma. In gut verschließbare Dosen und Gläser füllen, beschriften und dunkel aufbewahren. Getrocknete Kräuter können als Gewürze oder Tee verwendet werden.

Bewährt haben sich bei der Trocknung größerer Mengen an Kräutern auch sogenannte Dörrapparate. Die Temperatur kann hier exakt für jede Pflanze eingestellt werden, und auch Früchte wie Äpfel und Pflaumen trocknen schnell, ohne zu schimmeln.

Heilkräutertees – beliebte Hausmittel

Heilkräutertees werden vielfach in der Volksmedizin eingesetzt, denn sie sind einfach in der Anwendung. Die einzelnen Pflanzenteile, z. B. Blätter, Blüten, ganzes Kraut oder Wurzeln, werden getrocknet und zu Tee aufbereitet.

Stark wirkende Arzneipflanzen, deren Grenze zwischen heilsamer und schädlicher Dosis schmal ist, gehören in die Hand des Arztes. Wenn Erkrankungen oder Beschwerden auf pflanzliche Mittel nicht ansprechen, sollte ebenfalls ärztlicher Rat eingeholt werden. Manche Pflanzen, wie z. B. Korbblütler, können auch Allergien auslösen. Wer einmal auf eine Pflanze allergisch reagiert hat, muss immer wieder auf ähnliche Reaktionen gefasst sein.

Ein breites Sortiment von Heilkräutern bekommt man in Apotheken, Reformhäusern und Drogerien. Verschiedene Teekräuter kann man auch im eigenen Garten anbauen, z. B. Majoran, Minze, Melisse, Thymian, Salbei, Schafgarbe, Rosmarin und vieles mehr.

Kräutertee zubereiten

Die richtige Zubereitung von Arzneitees hängt von den Inhaltsstoffen der jeweiligen Pflanzendroge ab. So unterscheidet man folgende Methoden:

Aufguss (Infus):
Die geläufigste Form zum Lösen der Pflanzenwirkstoffe ist der Aufguss. Blätter und Blüten werden mit kochendem Wasser überbrüht, man lässt sie in einem Gefäß 5–10 Minuten zugedeckt ziehen, gießt dann durch ein Sieb und trinkt den warmen Aufguss schluckweise.

Abkochung (Dekokt):
Man setzt zerkleinerte Pflanzenteile, meistens Wurzel oder Rinde, mit kaltem Wasser an und erhitzt sie langsam (15–20 Minuten). Das Wasser darf anschließend nur 5 Minuten kochen. Dieses Verfahren wird angewandt, um Bitter- oder Gerbstoffe aus Rinden und Wurzeln zu lösen.

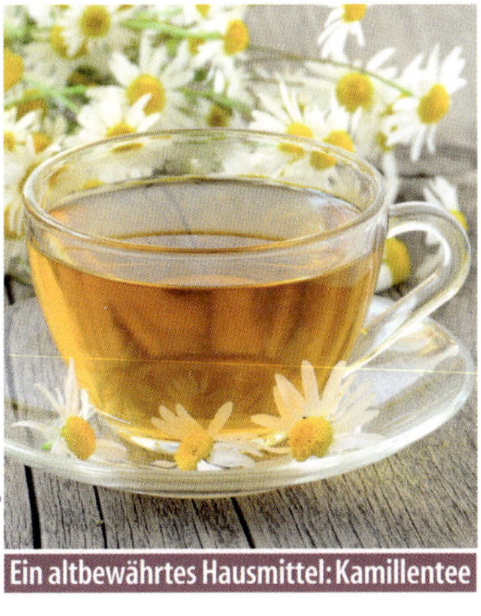

Ein altbewährtes Hausmittel: Kamillentee

Kaltauszug (Mazerat):
Wenn die Wirkstoffe der Pflanze keine Hitze vertragen, setzt man die Pflanzenteile kalt an und lässt sie 5–12 Stunden in einem bedeckten Porzellangefäß stehen. Dann wird abgeseiht und leicht angewärmt schluckweise getrunken.

Das geschulte Fachpersonal in Apotheken und Naturkostläden kann darüber Auskunft geben, welche Zubereitungsmethode für die jeweilige Teedroge am geeignetsten ist. Auf jeden Fall sind Arzneitees nur gezielt einzusetzen und nicht für den Dauergebrauch bestimmt!

Tees und Teemischungen eignen sich auch für den äußerlichen Gebrauch, zum Gurgeln und Inhalieren, als Kopfdampfbad oder Badezusatz und für Umschläge und Waschungen.

Auf einen Blick

Welches Kraut wofür?

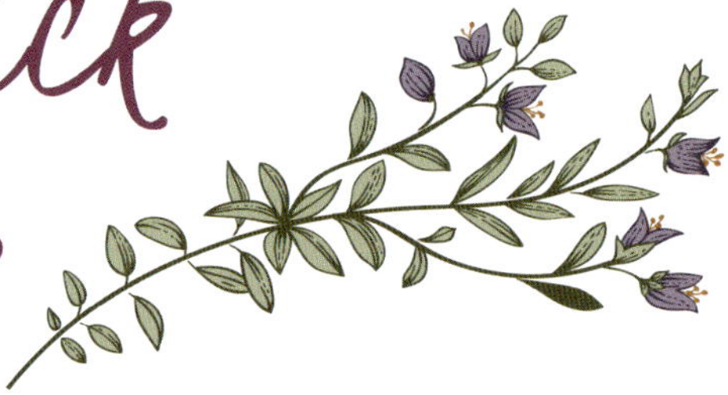

Pflanze	Erntegut	Verwendung zum Würzen von	Verwendung als Hausmittel für	Wirkung
Anis *(Pimpinella anisum)* Doldenblütler	Frisches Kraut, reife Frucht, Samen	Gemüse, Salaten, Backwaren	Tee, Likör, Gebäck	Verdauungsfördernd, schleimlösend bei Husten, gegen Blähungen
Basilikum *(Ocimum basilicum)* Lippenblütler	Junge Blätter und Triebe möglichst vor der Blüte	Suppen, Gemüse- oder Hackfleischgerichten, Salaten, Kräuterbutter, Soßen	Tee, Wein	Verdauungsfördernd, beruhigend
Beifuß *(Artemisia vulgaris)* Korbblütler	Blütenrispen vor der Blüte ernten, trocknen	Braten, Gänsebraten, Hammelfleisch; **sparsam dosieren!**	Tee, Aperitif	Bitterstoffe fördern die Bekömmlichkeit fetter Speisen
Bergbohnenkraut *(Satureja montana)* Lippenblütler	Krautige Pflanzenteile	(Frisch oder getrocknet) Bohnengerichten, Fleischspeisen (mitkochen), Eintöpfen, Kräuteröl	Tee	Magenstärkend, verdauungsfördernd, schleimlösend
Borretsch *(Borago officinalis)* Raublattgewächs	Junges Kraut, frische Blüten	Gurken, Salaten, Fisch, Eiern, Quark, Grüner Soße; Blüten zur Dekoration	Sirup	Stoffwechselanregend, harntreibend, beruhigend, kühlend, belebend
Dill *(Anethum graveolens)* Doldenblütler	Frisches Kraut, reife Früchte (Samen)	Quark, Fischgerichten, Rohkost, Sauermilchspeisen, zum Einlegen von Gurken	Tee vom Samen	Beruhigend, krampflösend, gegen Blähungen, schlaffördernd

Pflanze	Erntegut	Verwendung zum Würzen von	Verwendung als Hausmittel für	Wirkung
Estragon *(Artemisia dracunculus)* Korbblütler	Junge Triebspitzen und Blätter	Salaten, Quark, Soßen, Eiern, Braten, Kräuterbutter, Kräuteressig; Einlegen von Gurken; **sparsam dosieren!**	Essig	Bitterstoffe verdauungsfördernd, harntreibend
Fenchel *(Foeniculum dulce* als Gewürzpflanze und F. *officinale* medizinisch*)* Doldenblütler	Junge frische Triebe, Samen getrocknet	Salaten und Soßen, Fisch, Quark, Backwaren	Tee, Likör, Augenkompressen	Krampflösend, gegen Blähungen bei Magen-Darm-Erkrankung, auswurffördernd bei Husten und Asthma
Gartenkresse *(Lepidium sativum)* Kreuzblütler	Frisches Kraut	Salaten, Rohkost, Quark, Kartoffeln, Eiern, Butterbrot-belag, Grüner Soße	–	Blutreinigend, verdauungsfördernd, harntreibend
Kapuzinerkresse *(Tropaeolum majus)* Kapuzinergewächs	Frische Blätter, Blüten, Knospen	Salaten, Rohkost, Quark, Butterbrotbelag	–	Verdauungsfördernd, appetitanregend, antibiotisch, gegen Harnwegsinfekte; **sparsam dosieren!**
Kerbel *(Anthriscus cerefolium)* Doldenblütler	Frisches Kraut vor der Blüte ernten	Salaten, Suppen, Grüner Soße, Kräuterbutter, Quarkbrotaufstrich, Eierspeisen	Tee	Appetitanregend, stoffwechselfördernd
Knoblauch *(Allium sativum)* Liliengewächs	Zwiebel und grüne Blätter	Salaten, Rohkost, Brotbelag, Quark, Fleisch, Fisch	Elixier	Verdauungsfördernd, günstiger Einfluss auf das Gefäßsystem, antibiotisch
Kümmel *(Carum carvi)* Doldenblütler	Früchte, Samen	Kohlgerichten, Fleisch, Käse, Kartoffeln, Brot, Quark, Salaten, Suppen, Likören	Tee, Likör, Kümmelmilch, Kümmelkissen	Magenstärkend, gut gegen Blähungen, verdauungsfördernd, krampflösend
Lavendel *(Lavandula angustifolia)* Lippenblütler	Junge Triebe, blühendes Kraut, Blüten	Eintopf, Soßen, Gebäck, Kräutermischungen, Kräuterwein (die jungen Triebe)	Badezusatz, Tinktur, Blütenöl, Schlafkissen, Schlummertrunk	Nervenberuhigend, entspannend, schlaffördernd, krampflösend
Liebstöckel *(Levisticum officinale)* Doldenblütler	Frische Blätter	Suppen, Soßen, Eintöpfe, Fleischgerichten, Gemüsebrühen; **sparsam dosieren!**	–	Verdauungsfördernd, wassertreibend; **Vorsicht: reizt die Nieren; nicht in der Schwangerschaft verwenden!**

Pflanze	Erntegut	Verwendung zum Würzen von	Verwendung als Hausmittel für	Wirkung
Löffelkraut *(Cochlearia officinalis)* Kreuzblütler	Frische Blätter	Salaten, Soßen, Brotbelag	–	Stoffwechselanregend, verdauungsfördernd, für die Frühjahrskur geeignet
Majoran *(Origanum majorana)* Lippenblütler	Junge Triebe, blühendes Kraut	Fleisch, Wurst, Pizza, Geflügel, Rohkost, Tomatengerichten, Kräuteröl	Tee, Kopfdampfbad, Salbe zum Einreiben	Verdauungsfördernd, magenstärkend, wkrampflösend, gegen Schnupfen
Meerrettich *(Armoracia rusticana)* Kreuzblütler	Wurzel	Fleisch, Fisch, Eiern, Wurst, Beilagen	Sirup, als Halskette (s. Seite 23), Kompresse, Honigsäckchen	Verdauungsfördernd, harntreibend, gegen Frühjahrsmüdigkeit, bei Erkältung, antibiotisch
Minze-Arten *(Mentha*-Arten*)* **Pfefferminze** *(Mentha x piperita)* Lippenblütler	Frisches Kraut, getrocknete Blätter	Suppen, Soßen, Salaten, Rohkost, Quark, Gelee, Kräuteressig	Tee, Aperitif, Likör	Entkrampfend bei Magen-Darm-Beschwerden, regt Gallefluss an, gegen Erkältung; **Tee nicht zur Dauerverwendung!**
Petersilie *(Petroselinum crispum)* Doldenblütler	Frisches Kraut	Suppen, Soßen, Gemüse, Salaten, Kartoffeln, Rohkost; **nicht mitkochen!**	Herzwein von Hildegard von Bingen	Verdauungsfördernd, entwässernd, blutreinigend, Vitamin-C-haltig; **nicht zu hoch dosieren!**
Pimpinelle *(Sanguisorba minor)* Rosengewächs	Junge Blätter	Salaten, Quark, Suppen, Kräutersoßen, Käse, Eiern, Tomaten	Vitamin-C-Spender: 450 mg auf 100 g frische Blätter	Schleimlösend, harntreibend, verdauungsfördernd, stärkt die körpereigenen Abwehrkräfte
Rosmarin *(Rosmarinus officinalis)* Lippenblütler	Krautiges Pflanzenteil	Fleisch- und Grillgerichten, Kartoffeln, Gemüsespeisen, Kräuteröl; **sparsam dosieren!**	Tee, Rosmarinwein, Tinktur	Durchblutungsfördernd, anregend für Herz-Kreislauf-System, gegen niedrigen Blutdruck; **nicht in der Schwangerschaft verwenden**

Pflanze	Erntegut	Verwendung zum Würzen von	Verwendung als Hausmittel für	Wirkung
Salbei *(Salvia officinalis)* Lippenblütler	Blätter	Fisch, Fleisch, Ausbackteig, Essig, Öl; **sparsam dosieren!**	Tee, Salbeihonig, Tinktur, Mundwasser	Gegen Atemwegserkrankung, Nachtschweiß, verdauungsfördernd, keimtötend, entzündungshemmend
Schnittlauch *(Allium schoenoprasum)* Liliengewächs	Kraut, Ernte vor der Blüte	Salaten, Suppen, Soßen, Quark, Eiern, Kartoffelgerichten, Butterbrotbelag	–	Appetitanregend, verdauungsfördernd
Thymian *(Thymus vulgaris* und *Thymus* x *citriodorus)* Lippenblütler	Junge Triebe, Kraut	Fleisch- und Gemüsegerichten, Wurst, Pizza, Kartoffeln, Soßen	Tee, Öleinreibung, Badezusatz, Kräuterkissen	Schleimlösend bei Husten und Bronchitis, krampflösend, gegen Mundinfektion
Ysop *(Hyssopus officinalis)* Lippenblütler	Kraut	Salaten, Soßen, Kartoffel- und Fleischgerichten, Kräuterweinen	Tee	Verdauungsfördernd, bei Erkrankung der Atemwege
Zitronenmelisse *(Melissa officinalis)* Lippenblütler	Frische Blätter	Salaten, Quark, Kräuteressig, Kräuterölen	Tee, Likör	Nervenstärkend, gegen Schlaflosigkeit, gegen Blähungen
Zwiebel *(Allium cepa)* Liliengewächs	Zwiebel und grüne Schloten	Salaten, Suppen, Soßen, Rohkost, Fleisch, Kartoffeln, Gemüsegerichten, Quark, Käse	Zwiebelwein, Saft, Sirup, Tee, Packung, Inhalation	Sekretionsanregend, verdauungsfördernd, wassertreibend, vorbeugend gegen Erkältungskrankheiten
Luft- und Etagenzwiebel, Winterheckenzwiebel	–	Ähnliche Verwendung	–	Ähnliche Wirkung

Erkältungszeit – Man nehme …

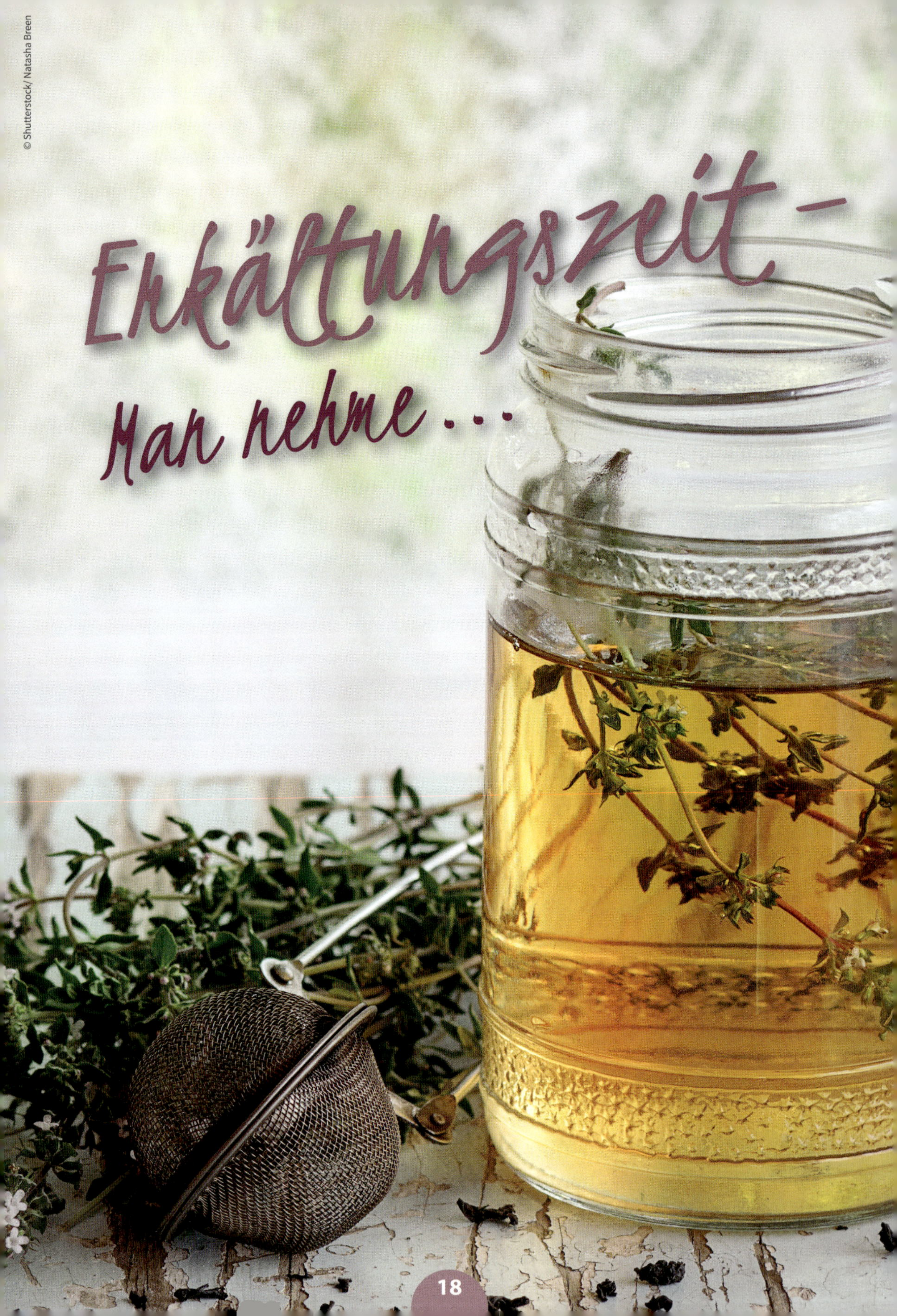

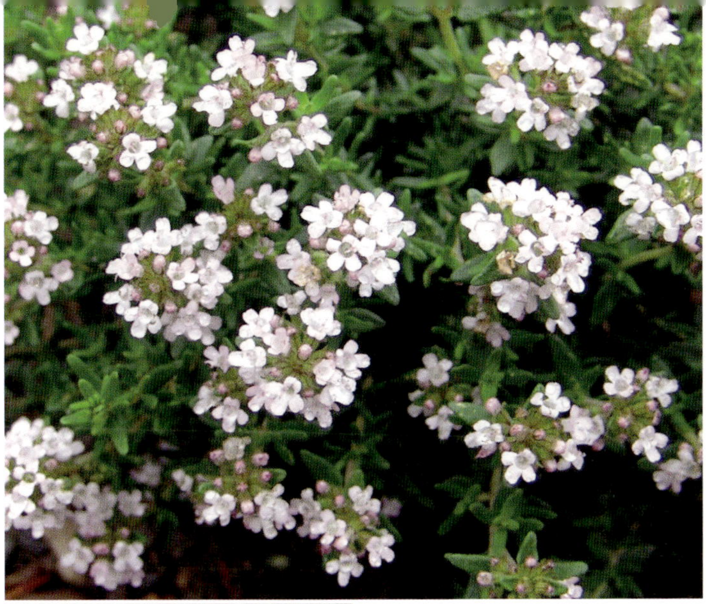

Blühender Thymian gilt als Bienenweide.

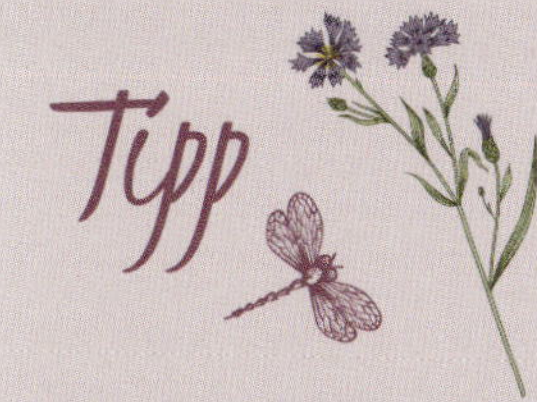

Viele Menschen besinnen sich auf das alte Wissen und kurieren leichte Erkältungskrankheiten mit bewährten Heilkräutern und einfachen Anwendungen. Werden die Heilkräuter in der richtigen Dosis genommen, haben sie in der Regel keine unerwünschten Nebenwirkungen. Im Zweifelsfall fragt man den Arzt oder Apotheker.

Thymian *(Thymus vulgaris)* – Antibiotikum der armen Leute

Der mehrjährige Halbstrauch gehört zur Familie der Lippenblütler und stammt aus dem Mittelmeerraum. Thymian ist anspruchslos, er gedeiht am besten auf steinigen Böden in sonniger Hanglage. Bei uns wird er auch im Garten kultiviert. Der kleine Feldthymian, auch „Quendel“ genannt, wächst auf Trockenrasen und schmeckt und riecht besonders intensiv.

Inhaltsstoffe

Thymol (bis zu 50 %), daneben vor allem Carvacrol, Gerbstoffe und Harze.

Wirkung und Verwendung

Die Pflanze hat eine krampflösende, schleimlösende und antiseptische Wirkung und galt früher als das „Antibiotikum“ der armen Leute. Thymian ist angezeigt bei krampfartigem Husten, Bronchitis und Katarrhen der oberen Luftwege. Echter Thymian ist ebenso wie Quendel Bestandteil vieler Hustenmittel, Mund- und Gurgelwässer sowie Badezusätze bei grippalen Infekten.

Ernte

Geerntet wird an trockenen Sommertagen das frisch blühende Kraut (mit der Schere abschneiden), das rasch im Schatten getrocknet wird. Dann streift man Blüten und Blätter vom Stängel ab und bewahrt sie in Dosen kühl und trocken auf.

Volksbrauchtum

Thymian und Quendel gehören zu den „Marienpflanzen“ und durften früher im alpenländischen Raum in keinem geweihten „Kräuterbuschen“ fehlen.

Für die Hausapotheke

Tipp

Thymian-Tee kann auch für Umschläge und Bäder bei schlecht heilenden Wunden verwendet werden. Auch als Fußbad unterstützt er die Therapie bei Fußpilzerkrankungen.

Thymiantee

Zutaten:
1 TL getrocknetes Thymiankraut
1/4 l Wasser

Zubereitung: Das Wasser zum Kochen bringen, über das Thymiankraut gießen und 10 Minuten ziehen lassen.

Anwendung: Gegen Husten täglich dreimal 1 Tasse des warmen Tees trinken. Nach Belieben mit Honig süßen. Auf den Magen-Darm-Bereich hat Thymiantee eine anregende Wirkung. Die Speisen werden besser verdaut, Blähungen und Gärungsprozesse werden beseitigt.

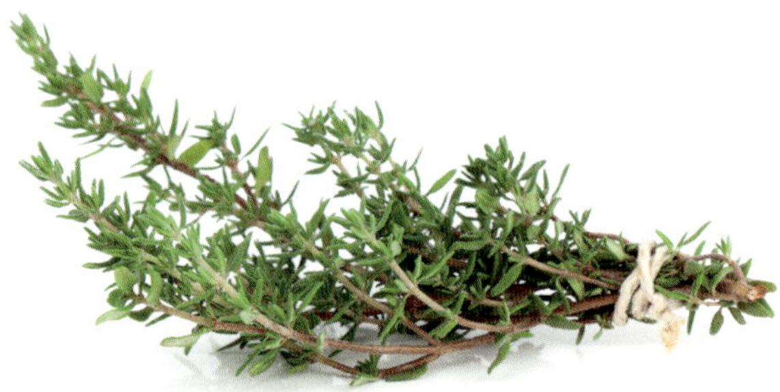

Erkältungstee

Zutaten:
30 g Thymiankraut
20 g Königskerzenblüten
10 g Huflattichblätter
20 g Fenchelsamen, gestoßen

Zubereitung: 2 TL der Teemischung mit 1/4 l heißem Wasser übergießen, zugedeckt 10 Minuten ziehen lassen.

Anwendung: „Süße den Tee nach Belieben mit Honig. Trink davon, wenn nötig, drei Tassen am Tag."

Thymianbad

Zutaten:
100 gThymiankraut
2 l Wasser

Zubereitung: Das Wasser zum Kochen bringen und über das Thymiankraut gießen. 15–20 Minuten zugedeckt ziehen lassen, abseihen und in das Vollbad geben.

Anwendung: Ein Thymianbad ist gut gegen Husten, Erkältung und Rheuma. Fertige Thymian-Badezusätze sind auch in Apotheken erhältlich.

Thymianöleinreibung

Zutaten:
25 Tropfen ätherisches Thymianöl (Apotheke) und 50 g Mandelöl mischen.

Anwendung: Brust und Rücken vor der Nachtruhe einreiben. Wirkt krampflösend und hustenstillend. Dieses Thymianöl eignet sich auch zum Einreiben der Füße, wirkt reflektierend auf den Nasen-Rachen-Raum und schützt gleichzeitig auch vor Fußpilzerkrankung.

Thymian-Salbei-Kissen

Ein kleines Baumwoll-Stoffkissen oder -Stoffsäckchen je zur Hälfte mit getrockneten Salbei- und Thymianblättern füllen und gut verschließen.
Vor dem Schlafengehen auf die Brust oder aufs Kopfkissen legen. Durch die Körperwärme werden die Duftstoffe aktiviert und erleichtern die Atmung.

Thymian-Brustsalbe

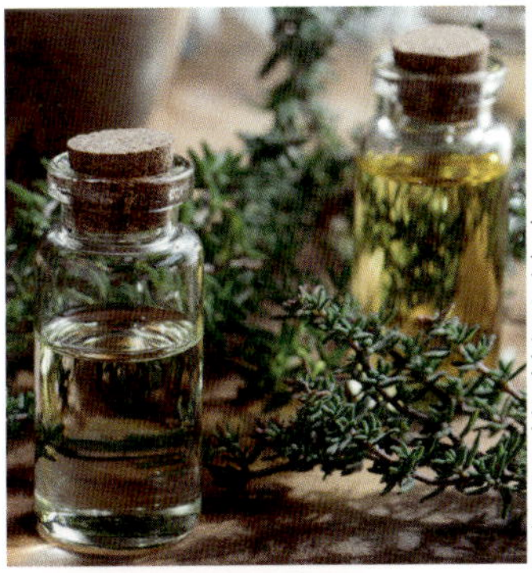

Beim Umgang mit Ölen ist Sauberkeit und genaues Dosieren gefragt.

Zuerst den Thymian-Ölauszug herstellen: Frische Thymianzweige mit Blüten abrebeln, in ein helles Schraubglas füllen. Mit kalt gepresstem Olivenöl bedecken. Alles gut durchschütteln. Das Glas mit Datum versehen und an einen sonnigen Platz stellen. Täglich einmal schütteln. Nach vier Wochen abseihen, das Öl noch einmal durch den Kaffeefilter gießen, sodass es klar ist.

Zutaten für die Thymiansalbe:
100 ml Thymianöl
15 g gelbes Bienenwachs (aus der Apotheke)

Zubereitung: Das Bienenwachs in einem Schälchen im Wasserbad schmelzen lassen. Thymianöl zufügen. Unter Rühren (Holzlöffel) erwärmen, bis eine klare Schmelze entsteht. Einen Tropfen ätherisches Thymianöl hinzufügen. Die flüssige Salbe in kleine Töpfchen füllen und beschriften. Die Salbe ist etwa ein Jahr haltbar.

Anwendung: Als Brustsalbe zum Einreiben bei Erkältung und Husten

Majoran *(Origanum majorana)* **– gegen Schnupfen und Gliederschmerzen**

Majoran ist ein wichtiges Würzkraut in der Küche, aber auch ein bewährtes Heilmittel. Majoran gehört zur Familie der Lippenblütler und ist verwandt mit dem wild wachsenden Dost, den man auch als Oregano *(Origanum vulgare)* bezeichnet. Beide Pflanzen haben ähnliche Wirkstoffe.

Inhaltsstoffe
Ätherische Öle, Gerbstoffe und Bitterstoffe.

Wirkung und Verwendung
Die ganze Pflanze riecht stark aromatisch und hat eine verdauungsfördernde Wirkung. Darüber hinaus ist fast in Vergessenheit geraten, dass Majoran auch ein altbewährtes Hausmittel gegen Schnupfen ist, denn die ätherischen Öle wirken schleimlösend im Bereich der oberen Luftwege. In Anwendung kommt der getrocknete Majoran als Tee oder als Kopfdampfbad. So kann das Gewürz aus dem Küchenschrank bei Bedarf sofort als Hausmittel genutzt werden. Majorantee schmeckt gut und stärkt indirekt das Gedächtnis, weil die Nebenhöhlen frei werden.

Ernte
Einzelne Triebe kurz vor der Blüte oder kurz nach dem Aufblühen mit den Blättern abzupfen. Ab der zweiten Ernte die Triebe zwei Zentimeter über dem Boden abschneiden.

Für die Hausapotheke

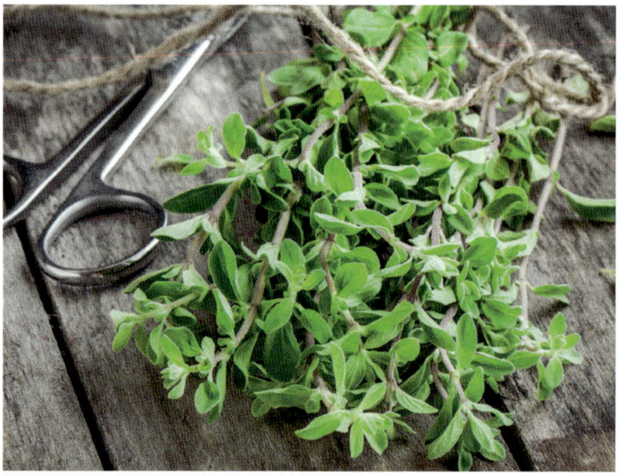

Majoran kann auch gut getrocknet werden.

Majorantee

Zutaten:
1–2 TL getrockneter Majoran
1/4 l kochendes Wasser

Zubereitung: Den getrockneten Majoran mit dem kochenden Wasser übergießen, 5 Minuten ziehen lassen, dann abseihen.

Anwendung: Schluckweise warm trinken – als Magentee ungesüßt und als Schnupfentee mit Honig gesüßt. Majorantee löst den Schleim im Bereich der oberen Luftwege, schafft einen klaren Kopf und ist gut gegen Blähungen. Majorantee klärt den Kopf und hilft dem Bauch.

Majoranöl

Zutaten:
50 g getrockneter Majoran
1/4 l Olivenöl

Zubereitung: Den getrockneten Majoran in ein Schraubglas füllen und das Kraut mit so viel Olivenöl auffüllen, bis es bedeckt ist. Das Glas verschließen und 3 Wochen in die Sonne stellen. Währenddessen wird es ab und zu geschüttelt. Dann das Öl filtern und in dunkle Flaschen abfüllen. Nicht vergessen, die Flaschen zu beschriften!

Anwendung: Das Öl wird äußerlich zum Einreiben z. B. bei erkältungsbedingten Gliederschmerzen und bei rheumatischen Beschwerden angewendet.

Tipp

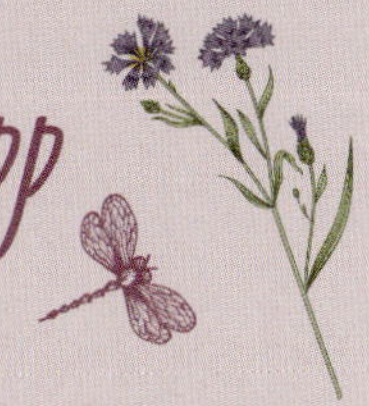

Ein altbekanntes Hausmittel ist die Majoranbutter oder Majoransalbe, die man früher selbst herstellte. Heute ist sie in Apotheken erhältlich; sie wird äußerlich angewendet als Schnupfensalbe für die Nase oder als Einreibung bei rheumatischen Beschwerden und Muskelverspannung. Bei der früheren Zubereitung mit Butter als Salbengrundlage ist die Haltbarkeit sehr begrenzt.

Majoran-Kopfdampfbad

Zutaten:
2 l Wasser
1 Handvoll getrockneter Majoran

Zubereitung: Das Wasser in einem Topf erhitzen, den getrockneten Majoran ins Wasser geben. 2 Minuten leise sieden lassen, dann den Sud in eine Schüssel geben.

Anwendung: Den Kopf über die Schüssel beugen und mit einem großen Frotteehandtuch bedecken. Den Dampf 10 Minuten einatmen. Dabei ist darauf zu achten, dass der Dampf nicht zu heiß ist, sondern angenehm ertragen werden kann! Anschließend wird das Gesicht zunächst mit einem kalten Waschlappen befeuchtet und nachher abgetrocknet. Das Kopfdampfbad löst Schleim und reinigt die Nebenhöhlen. Auf die gleiche Weise kann man auch Kamille, Thymian oder Salbei für ein Kopfdampfbad verwenden.

Einfache Majoransalbe

Zutaten:
2 EL Vaseline (Apotheke oder Drogerie)
2 TL getrockneten Majoran

Zubereitung: Majoran im Mörser fein zerreiben. Vaseline in ein Gefäß geben und im Wasserbad schmelzen lassen. Majoran zugeben und beides erwärmen (nicht kochen), dabei umrühren. Den Ansatz von der Herdplatte nehmen und einen Tag stehen lassen. Dann noch einmal erwärmen und den Ansatz durch ein Tüchlein oder Gaze in eine Salbendose passieren.

Anwendung: Die Salbe eignet sich zum Einreiben der Nasenpartie bei Schnupfen oder für Kinder zum Einreiben um den Bauchnabel bei Blähungen. Unterstützend wird hier noch eine feuchtwarme Kompresse aufgelegt.

Meerrettich *(Armoracia rusticana)* – Heilkraft vom Acker

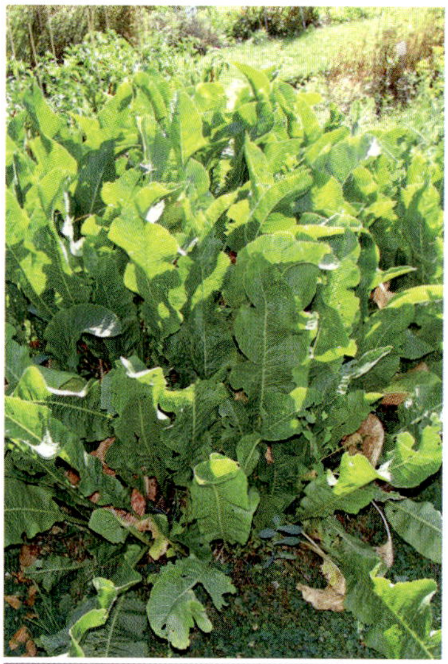

© P. Pretscher

Meerrettich benötigt viel Platz im Garten.

Der Meerrettich, auch Kren genannt, schmeckt scharf und ist gesund. Er gehört ebenso wie Rettich, Senf, Kresse und Kohl zur Familie der Kreuzblütler und ist eine wertvolle Würz- und Heilpflanze. Die rustikale Pflanze stammt aus Südosteuropa, ist aber schon seit dem 12. Jahrhundert in Mitteleuropa heimisch. Meerrettich wird in Gärten und auf dem Acker kultiviert. Wild wachsend finden wir ihn vereinzelt als „Kulturflüchtling" auf nährstoffreichen Feuchtwiesen und Weiden. Früher zogen im Herbst die „Kren-Weiblein" mit dem Buckelkorb von Haus zu Haus, um die Meerrettichstangen anzubieten. Vor allem zur Hausschlachtung und für den Wintervorrat wurde Meerrettich gebraucht. Heute gibt es frischen Meerrettich auf Wochenmärkten und in Gemüseläden zu kaufen.

Inhaltsstoffe

Schwefelhaltige ätherische Öle mit dem Hauptinhaltsstoff Sinigrin (Senföl-Glykosid), Mineralstoffe (besonders reich an Kalium) und Vitamin C.

Wirkung und Verwendung

Die Pflanze hat stoffwechselanregende und antibakterielle Eigenschaften in den Bereichen der Atmungsorgane, ableitenden Harnwege und auch im Magen-Darm-Trakt. Meerrettich sollte grundsätzlich vorsichtig dosiert werden, weil gelegentlich Schleimhautreizungen auftreten können. In der Volksmedizin verwendet man Meerrettichsirup bei Husten und Erkältungskrankheiten, auch Meerrettichhonig gilt als ein erprobtes Mittel bei Husten und Heiserkeit. Im Volksmund heißt der Meerrettich auch „Rachenputzer". In einigen Regionen zählt Tafelspitz mit Meerrettich übrigens heute noch zur kulinarischen Spezialität; so verbindet man Essen und Genießen mit der Heilkraft vom Acker. Als Ersatz für Meerrettich können Sie auch Schwarzen Rettich verwenden.

Ernte

Die Wurzeln werden im Herbst geerntet. Man kann sie gleich verarbeiten oder aber in Sand einschlagen. Kühl aufbewahrt halten sie einige Wochen.

Ein paar Tipps zur Verwendung von Meerrettich in der Küche:

- Die Meerrettichstangen säubern, dünn schälen und möglichst bei offenem Fenster reiben, um tränende Augen zu verhindern.
- Damit sich geriebener Meerrettich nicht verfärbt, wird er sofort mit Zitronensaft beträufelt.
- Um die brennende Schärfe zu mildern, vermischt man Meerrettich mit „sanften" Zutaten wie Quark, Joghurt, Sahne oder geriebenen Äpfeln.
- Meerrettich passt gut zu Fisch, Geflügel, Wild.

Für die Hausapotheke

Meerrettichsirup

Zutaten:
1 Meerrettichstange
Kandiszucker

Zubereitung: Die Meerrettichstange in Scheiben schneiden, mit Kandiszucker im Glas schichtweise einfüllen, 1–2 Tage zugedeckt stehen lassen.

Anwendung: Den Sirup bei Erkältung teelöffelweise einnehmen.

Tipp

Für eine Meerrettich-Halskette benötigen Sie ein Stück frische Meerrettichwurzel, Faden und Nadel. Die Wurzel wird in etwa 20 dünne Scheiben geschnitten, die man mit Nadel und Faden zu einer Kette auffädelt. Die Kette mit den frischen Meerrettichscheiben hängt man sich um den Hals. Das Einatmen der ätherischen Öle schafft dann schnelle Erleichterung bei Schnupfen und Bronchitis und lindert Hustenreiz.

Meerrettichhonig

Zutaten:
1 EL frisch geriebenen Meerrettich
4 EL Bienenhonig

Zubereitung: Meerrettich und Bienenhonig mischen.

Anwendung: Mehrfach täglich 1 TL des Meerrettichhonigs einnehmen. Das Rezept gilt als ein erprobtes Mittel bei Husten und Heiserkeit.

Meerrettichsäckchen

Frisch geschnittene Meerrettichscheiben in ein Stofftaschentuch einschlagen, zubinden und bei Ohrenschmerzen 10–15 Minuten auf das Ohr legen. Die ätherischen Dämpfe lindern Schmerzen. Das Meerrettichsäckchen ist als „Erste Hilfe“ gedacht. Bei länger anhaltenden Beschwerden muss man zum Arzt gehen.

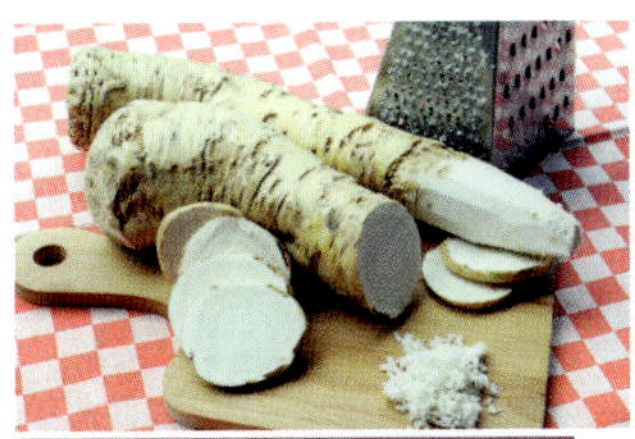

© P. Pretscher

Frisch gerieben wird Meerrettich am häufigsten verwendet

Pikanter Apfel-Kren (Zur Vorbeugung)

Zutaten:
500 g Äpfel, säuerlich
Saft einer Zitrone
2–3 EL frisch geriebener Meerrettich
Zucker und Salz, nach Belieben

Zubereitung: Äpfel schälen und fein reiben, sofort mit Zitronensaft beträufeln. Die geriebenen Äpfel im Mixer mit dem Meerrettich mischen. Apfel-Kren mit Zucker und Salz abschmecken.

Anwendung: Apfel-Kren eignet sich gut als pikante Beilage zu Schlachtplatten, Fondue und kalten Braten. Zu diesen schweren Speisen ist der Kren gut für die Verdauung und beugt zudem Erkältungskrankheiten vor.

Salbei *(Salvia officinalis)* – **heilendes Kraut**

Salbei, eine stark duftende Pflanze aus dem Mittelmeerraum, wurde schon zur Zeit Karls des Großen (742–814) auf seinen Landgütern und in den Klostergärten angebaut.
Der Echte Salbei trägt seine heilenden Eigenschaften schon in seinem Namen, denn die botanische Bezeichnung *salvia* stammt vom lateinischen *salvare* = heilend. Dieser Salbei wird heute noch pharmazeutisch genutzt.

Inhaltsstoffe

Ätherische Öle, Gerbstoffe, Bitterstoffe und Flavonoide.

Wirkung und Verwendung

Salbei hat antibakterielle, virustatische und adstringierende Wirkung. Er heilt Entzündungen im Mund- und Rachenbereich, wirkt sekretfördernd und reinigend. Seine Gerbstoffe und ätherischen Öle bilden auf der Schleimhaut eine Schutzschicht, sodass Krankheitserreger sich nicht ausbreiten können.
Im Mittelalter ersetzten Salbeiblätter die Zahnbürste. Die Zähne wurden mit frischen Salbeiblättern abgerieben und zur Reinigung und Kräftigung des Zahnfleisches gekaut. Salbei ist heute noch ein wirksames Hausmittel gegen Entzündungen im Mund- und Rachenraum. Da die Pflanze winterhart ist, stehen ganzjährig frische Blätter zur Verfügung. Schon Pfarrer Kneipp empfahl: „Wer ein Gärtlein beim Haus hat, soll, wenn er es neu anlegt, den Salbeistrauch nicht vergessen!"

Ernte

Es kann ganzjährig geerntet werden, am aromatischsten sind die Blätter aber im Frühling vor und im Spätsommer nach der Blütezeit.

Für die Hausapotheke

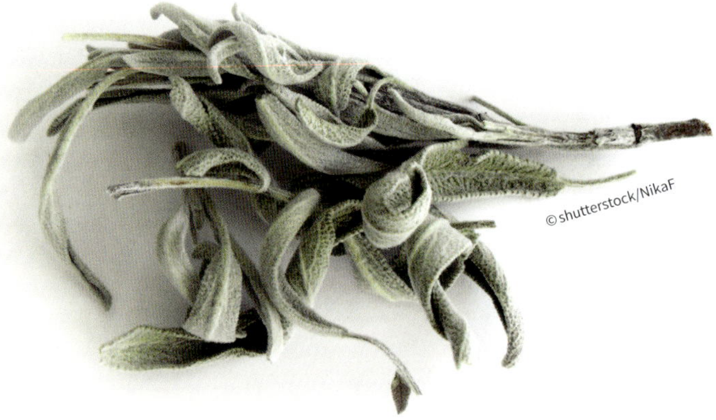

©shutterstock/NikaF

Salbeitee

Zutaten:
2 TL getrocknete Salbeiblätter
1/4 l Wasser

Zubereitung: Das Wasser zum Kochen bringen und damit die Salbeiblätter überbrühen. Zugedeckt 10 Minuten ziehen lassen, dann abseihen.

Anwendung: Gegen Halsschmerzen alle 2 Stunden mit Salbeitee gurgeln. Dieser Tee kann auch bei Erkältung und Halsschmerzen getrunken werden, dann wird pro Tasse der Saft 1/2 Zitrone und 1 TL Honig zugefügt.

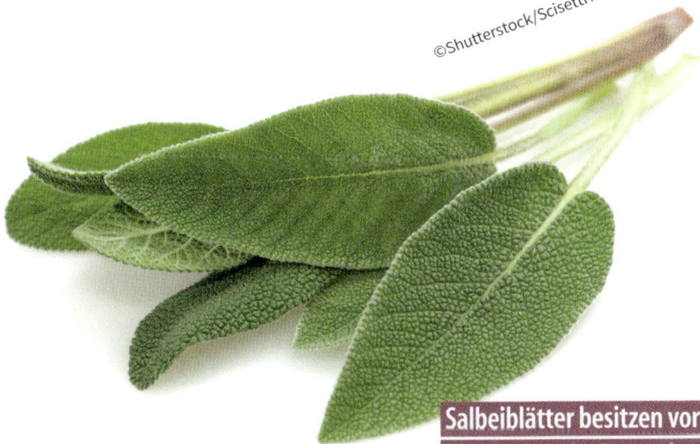

©Shutterstock/Scisetti Alfio

Salbeiblätter besitzen vor allem blattunterseits Drüsenhaare und -schuppen, in denen sich die wirksamen Inhaltsstoffe befinden.

Tipp

Bei beginnenden Halsschmerzen sofort frische Salbeiblätter kauen, danach ausspucken. Wiederholen Sie den Vorgang mehrfach mit frischen Blättern. Die Wirkstoffe des Salbeis kleiden Mund- und Rachenraum mit einer Schutzschicht aus. Dieses Verfahren wurde früher auch bei Zahnfleischentzündungen angewendet.

Salbeihonig

Zutaten:
Saft und Schale einer unbehandelten Zitrone
500 g Honig
15 frische Salbeiblätter
5 Gewürznelken
1 Zimtstange

Zubereitung: Die Zitrone abreiben und auspressen. Die abgeriebene Schale und den Saft in den Honig rühren. Salbeiblätter, Gewürznelken und Zimtstange ebenfalls hinzugeben. Die Zutaten bleiben im Honig.

Anwendung: Eine heilende Würze für den Kräutertee im Winter oder pur bei Erkältungskrankheiten.

Salbeilikör

Zutaten:
Zwei Handvoll frische Salbeiblätter und Salbeiblüten
1 l 38%iger Korn
500 ml Wasser
400 g Zucker

Zubereitung: Salbeiblätter und Salbeiblüten in Weithalsflaschen geben und mit Korn auffüllen. Den Ansatz 2 Wochen auf die warme Fensterbank stellen und gelegentlich schütteln. Dann Blüten und Blätter abseihen. Zucker mit Wasser unter Rühren aufkochen bis der Zucker sich aufgelöst hat, anschließend erkalten lassen. Den Zuckersirup mit dem Salbeiauszug gut mischen und in saubere Flaschen füllen. Die Flaschen beschriften und kühl und dunkel aufbewahren.

Anwendung: Bei beginnender Erkältung ein Gläschen davon trinken.

Gebackene Salbeiblätter

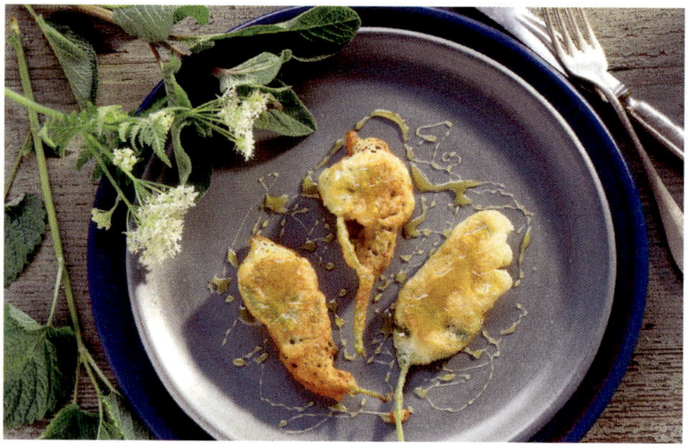

© F. Hecker

Gebackene Salbeiblätter sind nicht nur für die Augen ein Genuss: Die Blüten werden vor der Verarbeitung nicht gewaschen, sondern nur vorsichtig ausgeschüttelt.

Salbei-Mundwasser (Zur Kräftigung des Zahnfleisches)

Zutaten:
10 frische Salbeiblätter
1/4 l Wasser
1 Prise Salz

Zubereitung: Die Salbeiblätter klein hacken. Das Wasser zum Kochen bringen. Die klein gehackten Salbeiblätter überbrühen und etwas Salz hinzugeben. Den Ansatz abseihen und abkühlen lassen.

Anwendung: Unverdünnt zur Mundspülung verwenden.

Salbeitinktur

Zutaten:
Frisch geerntete Salbeiblätter
38%iger Korn oder Wodka (Menge je nach Größe des Gefäßes)

Zubereitung: Ein Schraubglas mit frisch geschnittenen Salbeiblättern halb füllen. Die Blätter mit dem Alkohol bedecken und das Glas mit dem Deckel zuschrauben. Den Ansatz 4 Wochen lang auf eine sonnige Fensterbank stellen, täglich einmal schütteln. Nach 4 Wochen abseihen und in kleine Flaschen füllen.

Anwendung: Diese Tinktur kann bei Zahnfleischentzündung zur Mundpinselung oder verdünnt zur Mundspülung verwendet werden.

Schwarzer Holunder *(Sambucus niger)* – die „Apotheke vor der Haustür“

Holunder liebte schon immer die Nähe menschlicher Behausungen, wir finden ihn bevorzugt in den Dörfern an Scheunen, Stallungen und in Gärten. Holunder gehört zur Familie der Geißblattgewächse, er ist anspruchslos und sehr verbreitet, wozu auch die Vögel beitragen. Sie fressen die Früchte und verteilen den Samen mit ihrem Kot.
Schon in alter Zeit wurde der Schwarze Holunder als Kult- und Heilpflanze verehrt. So durfte der Holunderstrauch nicht abgehackt werden, weil das Unglück bringen würde. Dieser Aberglaube hat heute keine Bedeutung mehr, aber man schätzt den Holunder nach wie vor als wichtige Heilpflanze und bezeichnet ihn sogar als die „Apotheke vor der Haustür“.

Inhaltsstoffe

Ätherische Öle, Sambucyanin, Flavonoide, Gerbstoffe, Vitamine, Mineralstoffe und Glykoside (schweißtreibend).

Wirkung und Verwendung

Blüten und Früchte haben eine schweißtreibende Wirkung und mobilisieren unsere körpereigenen Abwehrkräfte besonders gegen Erkältungskrankheiten. Darüber hinaus wird Holunderblütentee als unterstützendes Hausmittel gegen Rheuma eingesetzt.
Der Holunderbeerensaft ist sehr zu empfehlen, er ist reich an Vitaminen und Mineralstoffen und ist daher nicht nur ein bewährtes Mittel gegen Erkältungskrankheiten. Die Früchte dürfen aber nicht roh gegessen werden, sie enthalten ein Blausäure abspaltendes Glykosid. Durch Kochen und Dampfentsaften der Früchte wird die Blausäure unschädlich gemacht.

Ernte

Geerntet werden die Blüten, um daraus einen Sirup herzustellen, und die reifen Beeren, die vornehmlich durch Dampfentsaftung haltbar gemacht werden.

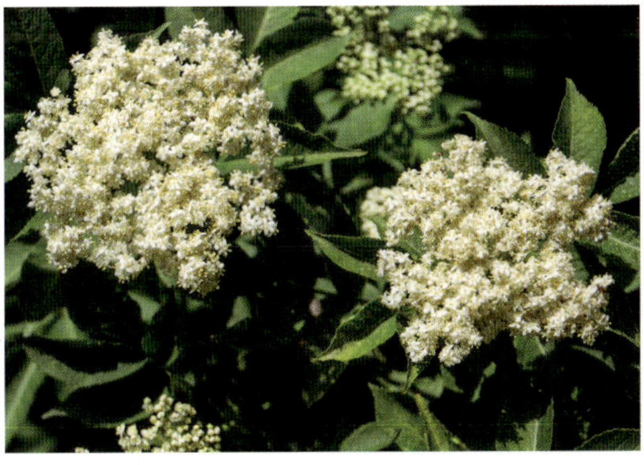

© Shutterstock / Olha Solodenko

Die Blüten werden vor der Verarbeitung nicht gewaschen, sondern nur vorsichtig ausgeschüttelt.

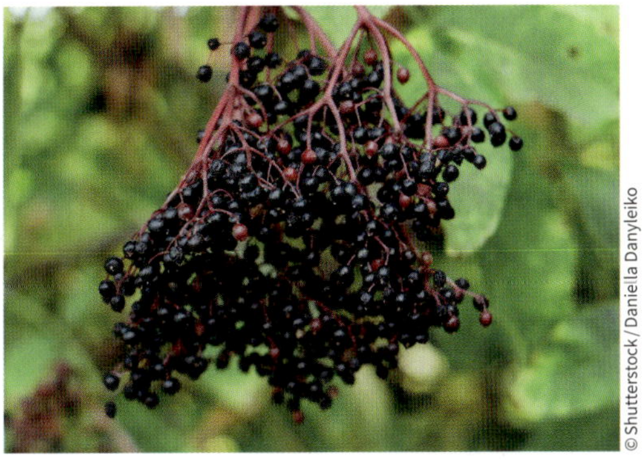

© Shutterstock / Daniella Danyleiko

60 Prozent des gesunden Farbstoffs Sambucyanin befinden sich in den Schalen der Holunderbeeren.

Tipp

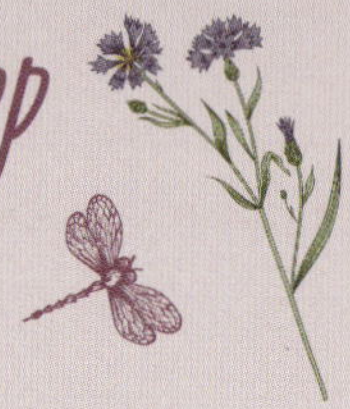

Holundersaft aus dem Dampfentsafter ist sehr konzentriert und sollte nicht pur getrunken werden, da die konzentrierten Wirkstoffe Herzklopfen hervorrufen können.

Heißer Holundersaft

Zutaten:
1/2 Tasse Holundersaft aus Beeren
(mit Dampfentsafter gewonnen)
1/2 Tasse kochendes Wasser oder Früchtetee
Honig nach Belieben

Zubereitung: Eine Tasse zur Hälfte mit heißem Holundersaft füllen. Die gleiche Menge kochendes Wasser oder heißen Früchtetee dazugeben und nach Belieben mit Honig süßen. Das heiße Getränk umrühren und sofort trinken.

Anwendung: Mehrfach am Tag trinken. Der heiße Holundersaft ist ein einfaches, gutes Hausmittel gegen Erkältungskrankheiten.

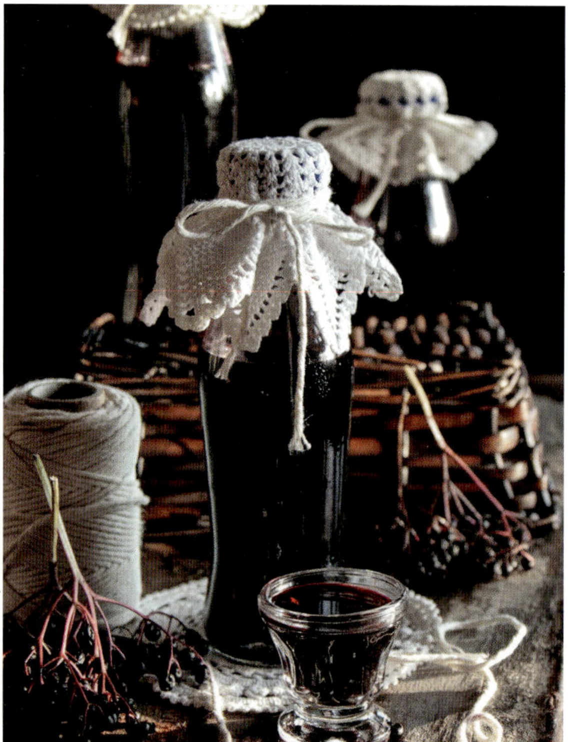

Kühl aufbewahrt hält Holundersirup mindestens ein Jahr.

Holundersirup

Zutaten:
500 g reife Holunderbeeren
1 l Wasser
500 g Zucker
5 Nelken
1 Zimtstange

Zubereitung: Die verlesenen, gewaschenen Beeren mit Wasser übergießen und 20 Minuten kochen lassen, dann den Saft abseihen. Zucker, Nelken und Zimtstange zugeben, nochmals zum Kochen bringen und Rühren, bis der Zucker sich aufgelöst hat. Nelken und Zimtstange entfernen, und den Sirup heiß in saubere Flaschen füllen, verschließen und kühl aufbewahren.

Anwendung: Bei beginnender Erkältung, Husten und Bronchitis mehrmals täglich warmen Holundersirup trinken.

Holunderpunsch ohne Alkohol

Zutaten:
1/2 l Holundersaft
1/4 l schwarzer Tee
1 Zimtstange
4–5 Gewürznelken
1/4 TL gemahlenen Ingwer
Abgeriebene Schale und Saft 1 Zitrone
Honig oder brauner Kandiszucker, nach Belieben

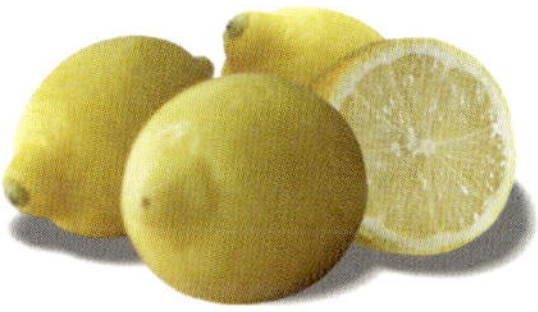

Zubereitung: Holundersaft zusammen mit dem Tee erhitzen. Die Gewürze mit dem Zitronenabrieb zugeben und 5–10 Minuten ziehen lassen. Nicht kochen! Nach Belieben mit Honig oder Kandiszucker süßen und mit Zitronensaft abschmecken.

Anwendung: Den Holunderpunsch möglichst heiß trinken. Er schmeckt gut, fördert die Durchblutung und hilft gegen Erkältung. Auch nach der Hauptblütezeit findet man noch vereinzelt frische Holunderblüten, sodass diese Kur 4 Wochen durchgeführt werden kann.

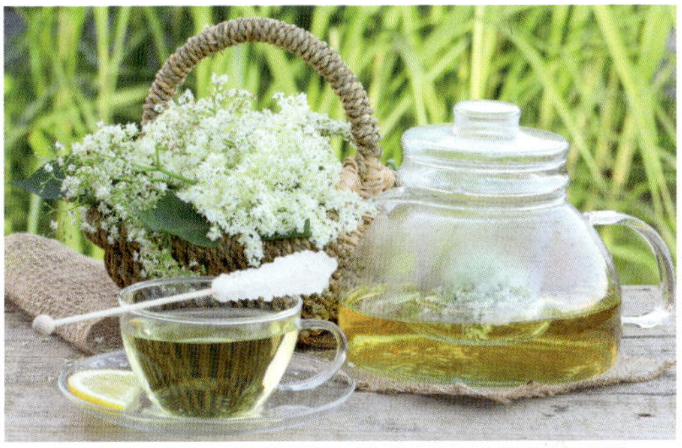

Auch Kandiszucker kann zum Süßen verwendet werden.

Holunderblütentee

Zutaten:
1 gehäuften TL Holunderblüten
(wahlweise auch Lindenblüten)
1 Tasse Wasser
Honig, nach Belieben

Zubereitung: Die Blüten mit einer Tasse kochendem Wasser aufbrühen und 10 Minuten zugedeckt ziehen lassen, nach Belieben mit einem TL Honig süßen.

Anwendung: Heißer Holunderblütentee wärmt den Körper von der Haarwurzel bis zur Fußspitze, er wirkt schweißtreibend und entschlackend.

So nehmen Sie ein heißes Fußbad:

- Einen großen Eimer nicht zu voll mit warmem Wasser (35–37 °C) füllen.
- 2 EL Totes-Meer-Salz zugeben.
- Ab und zu heißes Wasser nachfüllen, bis eine Temperatur von 40–42 °C erreicht ist (nicht geeignet bei Venenleiden).
- Gleichzeitig heißen Holunderblütentee mit Honig gesüßt schluckweise trinken.
- Nach etwa 15 Minuten das Fußbad beenden und warme Wollsocken anziehen.

Info: Auch nach der Hauptblütezeit findet man noch vereinzelt frische Holunderblüten, sodass diese Kur vier Wochen durchgeführt werden kann.

Tipp

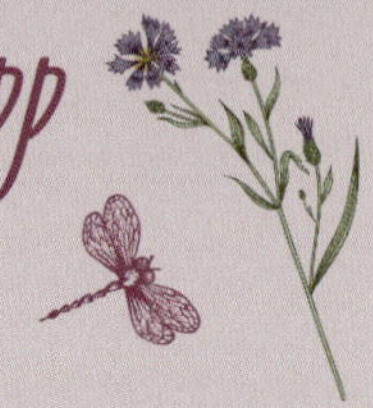

Holundersirup kann vielfältig verwendet werden, z. B. mit Wasser verdünnt als Heiß- oder Kaltgetränk oder als Fruchtsoße zu Milchreis und Vanillepudding.

Heiße Holunderblütenmilch

Zutaten:
3 frische Holunderdolden
Einige Scheiben frische Ingwerwurzel
1 Stück Vanilleschote
500 ml Milch
Zimt und Honig, nach Belieben

Zubereitung: Holunderblütendolden, Ingwer und Vanilleschote zum Kochen bringen. Vom Herd nehmen und ziehen lassen. Abseihen, mit Honig und Zimt abschmecken, heiß trinken. Falls keine frischen Blüten vorhanden sind, können 2 EL getrocknete Blüten verwendet werden.

Anwendung: Bei Erkältung 1 bis 2 Tassen der Milch warm trinken.

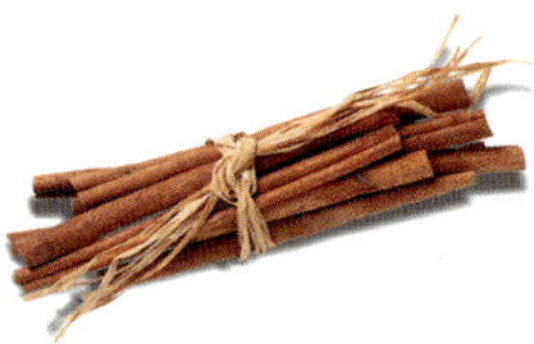

Schwitzkur-Tee

Zutaten:
20 g Holunderblütentee
20 g Lindenblütentee
10 g Mädesüßblüten

Zubereitung: Falls vorhanden, alle Bestandteile mischen, ansonsten in der Apotheke besorgen und mischen lassen. 1 EL der Teemischung mit 150 ml kochendem Wasser aufbrühen und 10 Minuten zugedeckt ziehen lassen. Dann den Tee abseihen, nach Belieben süßen und noch heiß trinken.

Anwendung: Bei fieberhafter Erkältungskrankheit, wenn eine Schwitzkur angebracht ist. Rücksprache mit dem Arzt erforderlich.

Holunderblütenkur

Zutaten:
2–3 frische Blütendolden
500 ml Wasser

Zubereitung: Blütendolden mit kochendem Wasser überbrühen, 10 Minuten ziehen lassen und abseihen.

Anwendung: Den Tee über den Tag verteilt trinken. Diese Blütenkur sollte 4 Wochen lang durchgeführt werden. Sie steigert das allgemeine Wohlbefinden, stärkt das Immunsystem und unterstützt die Ausheilungen von Entzündungen und rheumatischen Beschwerden.

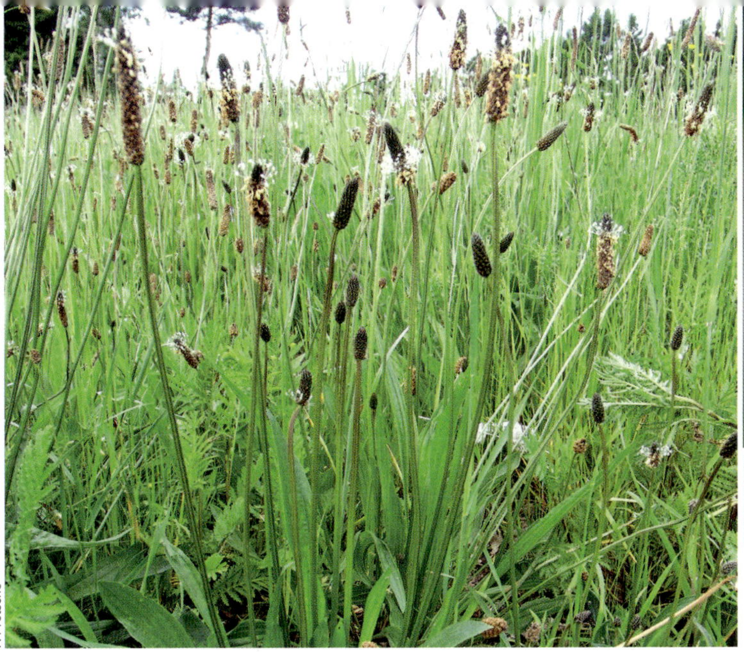

P. Pretsche

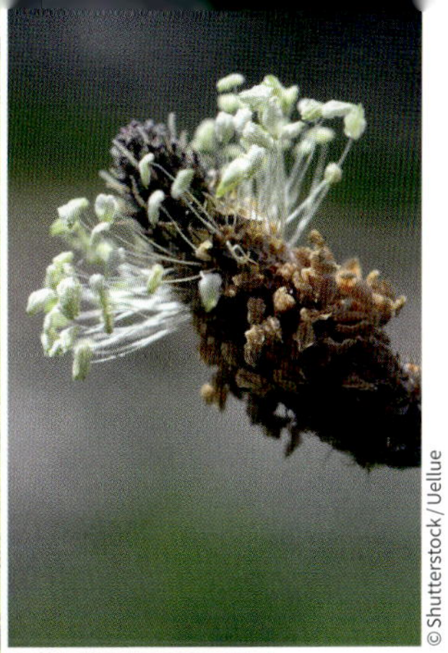

© Shutterstock / Uellue

Spitzwegerich findet man in Wiesen und an Wegrändern.

Spitzwegerich *(Plantago lanceolata)* – der Hustenlöser

Der Spitzwegerich ist eine weitverbreitete Pflanze, die man auf Wiesen und an Wegrändern findet. Alle Wegericharten, besonders der Spitzwegerich, gehörten schon in alten Zeiten zu den wichtigsten Heilpflanzen in der Bauernapotheke und konnten in der Nähe des Hofes gesammelt werden.

Inhaltsstoffe
Kieselsäure, Bitterstoffe, Gerbstoffe, Schleimstoffe und das Glykosid Aucubin mit antibiotischer Wirkung.

Wirkung und Verwendung
Der Spitzwegerich wirkt antibakteriell, entzündungshemmend, reizmildernd, adstringierend und wundheilend. Spitzwegerich hat sich bis in die heutige Zeit als Hustenmittel bewährt; er wird als Saft oder Sirup verwendet und gehört neben Eibenwurzel, Isländischem Moos, Süßholz, Thymian und Huflattich zu den Bestandteilen von Hustenteemischungen, die man sich in der Apotheke zusammenstellen lassen kann.
Die entzündungshemmende Wirkung des Spitzwegerichs kann auch äußerlich genutzt werden, z. B. als Erste-Hilfe-Maßnahme bei Insektenstichen. Schon Pfarrer Kneipp sagte: „Die Spitzwegerichblätter nähen die Wunde wie mit goldenen Fäden zusammen."

Ernte
Wer Spitzwegerich sammeln möchte, sollte schadstoffarme, naturnahe Wiesen aufsuchen.
Die Blätter können von April bis September gepflückt werden, man verwendet sie frisch oder getrocknet. Zum schonenden Trocknen die Blätter nebeneinanderlegen und darauf achten, dass sie nicht braun werden!

> **Tipp**
>
> Frische zerquetschte Spitzwegerichblätter sofort bei Insektenstichen und Bagatellverletzungen auflegen – sehr praktisch bei Wanderungen!

Spitzwegerichtee

Zutaten:
1–2 TL getrocknete Spitzwegerichblätter
1/4 l kochendes Wasser

Zubereitung: Spitzwegerichblätter mit dem kochenden Wasser übergießen. 10 Minuten zugedeckt ziehen lassen. Nach dem Abseihen den Tee mit Honig süßen.

Anwendung: Bei Husten täglich 3 Tassen Tee trinken, die erste morgens nach dem Aufstehen.

Spitzwegerich-Honigpaste

Zutaten:
4 EL fein geschnittene, frische Spitzwegerichblätter
4 EL Honig

Zubereitung: Spitzwegerichblätter mit Honig gut verrühren und in ein Schraubglas füllen.

Anwendung: Von der Paste bei Husten dreimal täglich 1 TL voll nehmen und den Honig langsam im Mund zergehen lassen.

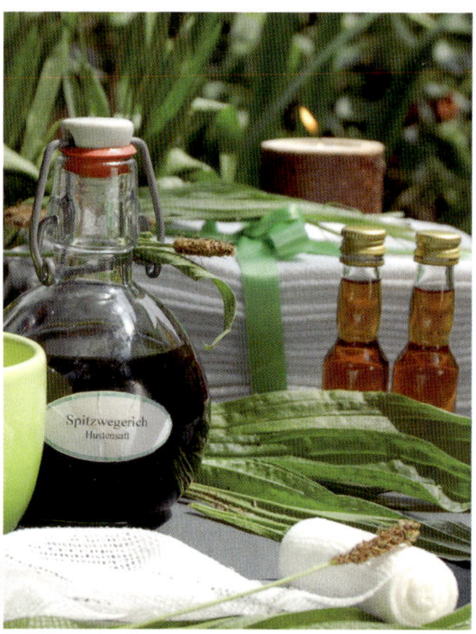

P. Parusel

Spitzwegerich-Hustensaft hat eine dunkle Farbe.

Spitzwegerichsirup

Zutaten:
2–3 Handvoll Spitzwegerichblätter
1/8 l Wasser
250 g Honig

Zubereitung: Die Spitzwegerichblätter gründlich waschen und klein hacken. Die Blätter mit Wasser in einem Topf langsam erhitzen. Nach 15 Minuten den Honig zugeben und noch 15 Minuten bei schwacher Hitze auf dem Herd stehen lassen. Die Flüssigkeit in ein Glasgefäß gießen. 24 Stunden an einem warmen Ort ziehen lassen. Danach nochmals kurz erhitzen, durch ein Tuch filtern und heiß in saubere Flaschen füllen.

Anwendung: Mehrmals täglich 1 TL einnehmen. Der Sirup eignet sich auch für Kinder und ist ist ein gutes Mittel bei festsitzendem Husten.

Zwiebel *(Allium cepa)* – ein Multitalent

Kaum eine Pflanze wird täglich so viel-seitig verwendet wie die Zwiebel. Sie ist nicht nur Nahrungsmittel, sondern wird auch als Hausmittel für therapeutische Zwecke genutzt. Die Zwiebel gehört zur Familie der Liliengewächse, genauso wie Knoblauch, Bärlauch oder Schnittlauch. Im Garten können neben der normalen Küchenzwiebel auch andere Sorten angebaut werden, z. B. die Winterheckenzwiebel oder die Etagenzwiebel. Zwiebeln eignen sich auch gut für Mischkulturenanbau und stehen ganzjährig in großer Auswahl zur Verfügung.

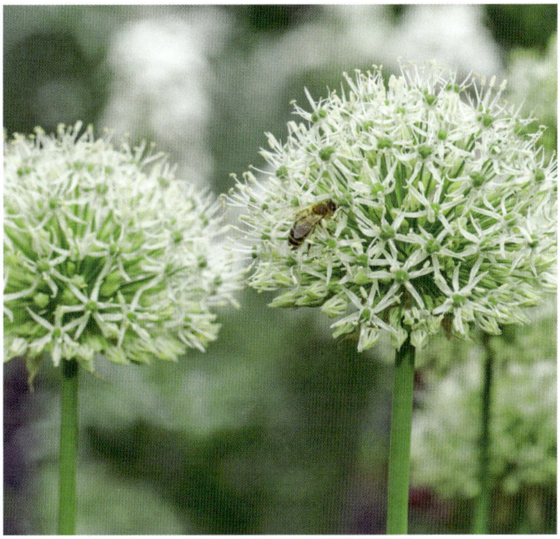

In Blüte eine Augenweide – die Küchenzwiebel.

Inhaltsstoffe

Allicin, Senföl und andere schwefelhaltige Verbindungen, Vitamine und Flavonoide.

Wirkung und Verwendung

Die Zwiebel hat ähnliche gesundheitsfördernde Eigenschaften wie ihr „starker Bruder" Knoblauch (günstiger Einfluss auf die Blutwerte und das Herz-Kreislauf-System). Die Zwiebel ist ein pflanzliches „Antibiotikum", denn der Inhaltsstoff Allicin hat eine antibakterielle, entzündungshemmende Wirkung. Das wussten schon unsere Vorfahren, die bei Insektenstichen frische Zwiebelscheiben auf die Einstichstellen legten.

Auch weitere positive Eigenschaften werden Zwiebeln zugesprochen: Sie stärken das Immunsystem und wirken vorbeugend gegen Erkältungskrankheiten, wie Grippe, Husten, Schnupfen und Heiserkeit. Darüber hinaus wirken sie schleimlösend und befreien die Bronchien vom Sekretstau. Nach wie vor ist Zwiebelsirup (s. Seite 36) bei Erkältungskrankheiten ein bewährtes Hausmittel. Im Winter sollten zur Vorbeugung täglich rohe Zwiebelscheiben auf Butterbrot gegessen werden. Bei beginnender Erkältung ist es ratsam, sofort eine heiße, pikant gewürzte Zwiebelsuppe zu essen (s. Seite 37), sie regt die Durchblutung im gesamten Nasen-Rachen-Raum an, fördert die Ausscheidung und schmeckt ausgezeichnet.

Speisezwiebeln sollten gerade im Winter häufig und in größeren Mengen verwendet werden, am besten roh, aber auch gedünstet oder gekocht. In allen Zubereitungsformen kommt, wenn auch in unterschiedlichem Maße, die sekretfördernde und harntreibende Wirkung der Zwiebel zum Tragen. Selbst gemachter Zwiebelwein (s. Seite 37) kann zur Stoffwechselanregung kurmäßig angewandt werden.

Ernte

Die reifen Zwiebeln werden aus dem Boden gezogen und einige Tage auf dem Beet liegen gelassen. Wählen Sie zur Ernte eine Schönwetterperiode. Zwiebeln müssen vor dem Einlagern gut getrocknet sein. Mancherorts werden sie dazu in Zöpfen zusammengeflochten und an einem luftigen, trockenen Ort aufgehängt.

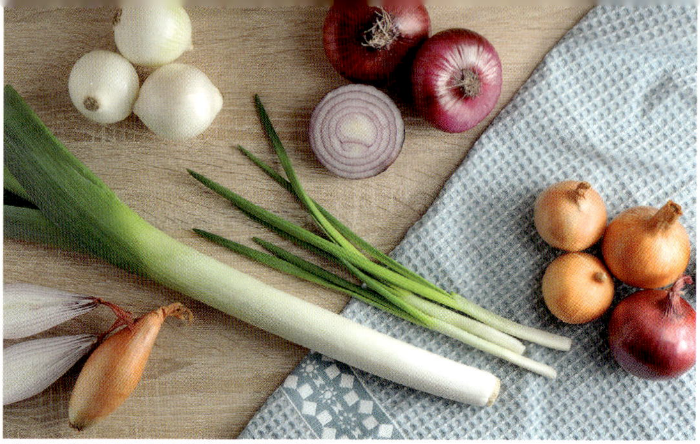

© Shutterstock/ Lenasirena

Die Vielfalt an Zwiebelsorten ist groß.

Tipp

Zwiebeln nur mit einem scharfen Messer schneiden und gleich verwenden, weil sonst das Aroma verloren geht. Außerdem sollte man Zwiebeln nie im Elektrogerät zerkleinern, da sie dann matschig werden und bitter schmecken.

Für die Hausapotheke

Zwiebeltee mit Thymian

Zutaten:
3 mittelgroße Zwiebeln
2 Stängel frischer Thymian oder 1 TL getrockneter Thymian
4 EL brauner Kandis
1 l Wasser

Zubereitung: Die Zwiebeln mit Schale halbieren, zusammen mit Thymian und Kandis in Wasser ansetzen und 10–15 Minuten kochen lassen. Zwiebeln und Thymian entfernen.

Anwendung: Den Tee mehrfach täglich warm trinken. Er ist gut gegen Husten und Bronchitis. Statt Kandis kann auch Honig verwendet werden.

Zwiebelsirup

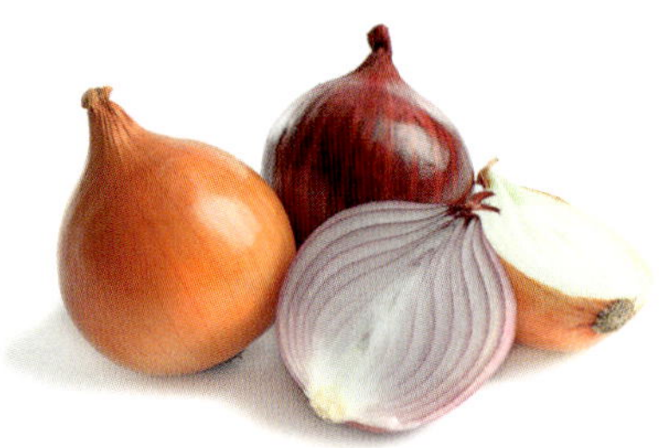

Zutaten:
3 Zwiebeln
5 EL braunen Kandis
1/4 l Wasser

Zubereitung: Zwiebeln hacken, Kandis und Wasser dazugeben, ein paar Minuten kochen. Den Sud einige Stunden ziehen lassen und abseihen oder für einen Kaltauszug 3 Zwiebeln hacken, schichtweise mit braunem Zucker in ein Glas füllen. Den Zucker mit den Zwiebeln so lange stehen lassen, bis sich Saft bildet. Beim Kaltauszug bleibt das Vitamin C voll erhalten!

Anwendung: Bei Erkältung täglich vier- bis fünfmal 1 EL davon nehmen.

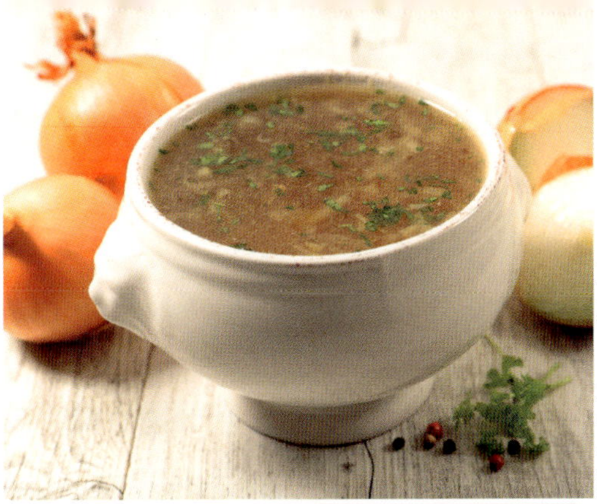

Zwiebelsuppe sollte häufiger auf dem Speiseplan stehen.

Zwiebelsuppe

Zutaten:

500 g Zwiebeln
3–4 EL Öl
1 TL getrockneter Majoran
1 l Gemüsebrühe
1/4 l Weißwein
Salz, Pfeffer oder Tabasco, nach Belieben

Zubereitung: Zwiebeln schälen, in feine Ringe schneiden und in Öl goldgelb andünsten. Majoran dazugeben und mit Gemüsebrühe auffüllen. 20 Minuten leicht kochen lassen. Wein hinzugeben, mit Salz, Pfeffer oder Tabasco nach Belieben abschmecken.

Anwendung: Die Suppe sofort heiß essen. Diese pikante Suppe macht Krankheitserregern den Garaus und ist die beste Vorbeugung gegen Schnupfen und Grippe.

Zwiebelwein

Zutaten:

4 mittelgroße Zwiebeln
100 g Honig
3/4 l Weißwein

Zubereitung: Zwiebeln schälen und fein schneiden, in eine Weithalsflasche geben, Honig und Weißwein hinzufügen. Diesen Ansatz lässt man 4 Tage stehen und schüttelt ihn öfter. Danach werden die Zwiebeln abgeseiht und der Zwiebelwein in Flaschen gefüllt, die kühl gestellt werden sollen.

Anwendung: Der Wein wirkt stoffwechselanregend und harntreibend und kann kurmäßig – dreimal täglich 1 Likörglas – etwa 4 Wochen eingenommen werden.

Zwiebelsaft mit Honig

Zutaten:

Zwiebeln
Bienenhonig

Zubereitung: Zwiebelscheiben und Bienenhonig schichtweise in ein Glas geben, über Nacht ziehen lassen. Die Zwiebeln so lange im Saft lassen, bis er fast aufgebraucht ist; er wird dadurch intensiver.

Anwendung: Bei Erkältung alle 2–3 Stunden 1 TL davon einnehmen.
Der Zwiebelsaft hält sich einige Tage.

Tipp

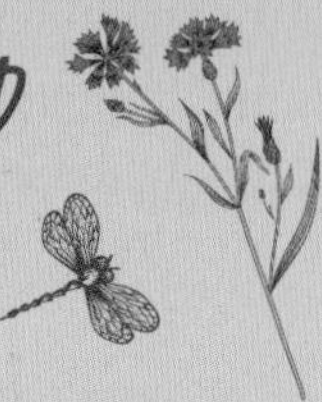

Für den Zwiebelsaft mit Honig kann auch schwarzer Rettich verwendet werden, er wirkt ebenfalls gegen Erkältungskrankheiten.

Zwiebelinhalation

Zutaten:
2 – 3 Zwiebeln
1,5 l Wasser
Bienenhonig

Zubereitung: Zwiebeln schälen, klein schneiden und in einen Topf geben. Mit 1,5 l Wasser auffüllen, aufkochen, von der Kochplatte nehmen.

Anwendung: Den Kopf über den Topf beugen, mit einem großen Handtuch bedecken und die Zwiebeldämpfe inhalieren. Achten Sie aber darauf, dass der Dampf nicht zu heiß ist. Der Nasenschleimhaut würde sonst mehr geschadet als genutzt.

Zwiebelpackung

Vorbereitung: 1 Zwiebel schälen und klein schneiden. Ein Stofftaschentuch ausbreiten und die Zwiebelstückchen in der Mitte verteilen. Das Tuch zu einem Päckchen falten und mit Klebeband zukleben.

Anwendung: Die Zwiebelpackung bei Ohrenschmerzen auf oder hinter das betroffene Ohr platzieren. Mit einem weichen Wolltuch und Stirnband fixieren und etwa 20 Minuten belassen. Die Zwiebelpackung wirkt entzündungshemmend und schmerzlindernd. Es ist eine „Erste-Hilfe-Maßnahme" bei Ohrenschmerzen und ersetzt nicht den Arztbesuch!

Die kleine Blütenapotheke

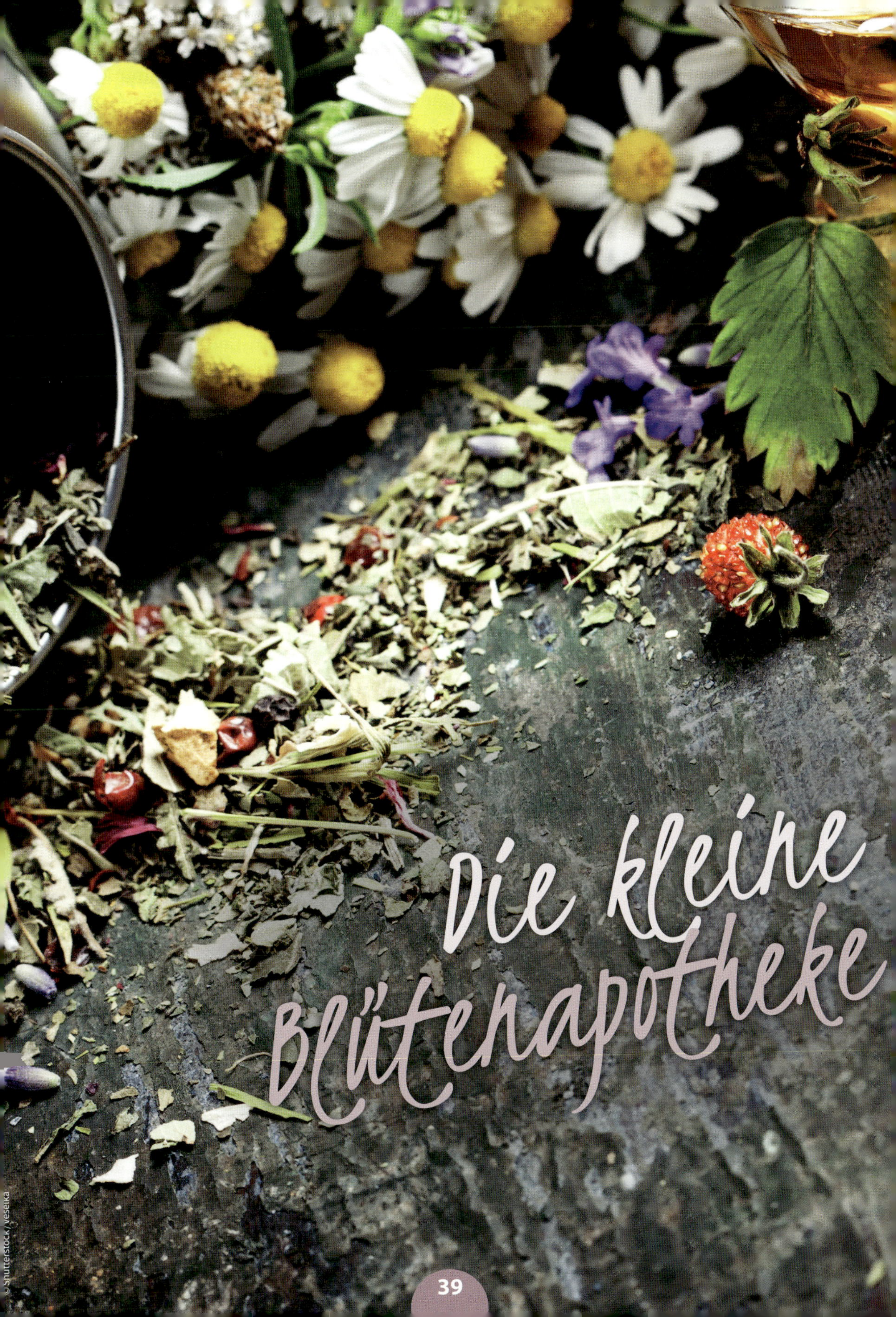

© Shutterstock / yeselka

Arnika *(Arnica montana, A. chamissonis)* – **heilendes Gold**

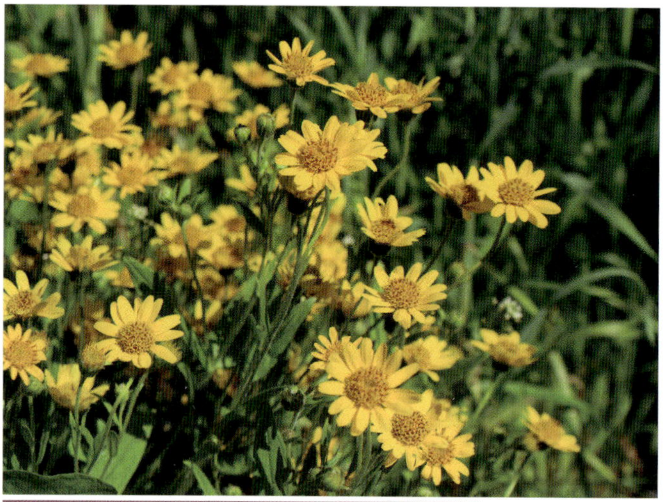

© Shutterstock / kanusommer

Arnika montana **ist für eine Gartenkultur nicht geeignet.**

In der bäuerlichen Volksmedizin spielte Arnika schon immer eine große Rolle und gehörte selbstverständlich in jede Hausapotheke. „Bergwohlverleih", wie *Arnica montana* im Volksmund auch genannt wird, wächst auf ungedüngten Bergwiesen und bevorzugt einen sauren Standort. Da die Pflanze in unseren Regionen nur noch selten vorkommt, ist sie streng geschützt und darf nicht gepflückt werden.

Wild wachsende Arnika lässt sich schwer kultivieren, dagegen kann die aus Nordamerika stammende Wiesenarnika *(Arnika chamissonis),* auch im Garten angebaut werden. Beide Pflanzen haben ähnliche Wirkstoffe. Jungpflanzen gibt es in Spezialgärtnereien. Damit die Pflanze sich akklimatisieren kann, sollte die Pflanzerde mit Torf angereichert werden, dann vermehrt sie sich und kommt jedes Jahr wieder. Die goldgelben Blüten können zur Herstellung von Hausmitteln für äußere Anwendungen verwendet werden.

Inhaltsstoffe

Ätherische Öle, Flavonoide, Cumarine und Sesquiterpenlactone mit wundheilenden Eigenschaften, die jedoch bei zu hoher Dosis gesundheitlich schaden können.

Wirkung und Verwendung

Die Pflanze darf aufgrund ihrer toxisch wirkenden Inhaltsstoffe nicht innerlich angewendet werden, darum kommt für den Hausgebrauch nur die äußere Anwendung infrage.
Anders ist es mit Arnika in der Homöopathie. Die in der Apotheke erhältlichen Mittel können wegen ihrer starken Verdünnung (auch „Potenzen" genannt) auch innerlich verwendet werden.
In Apotheken findet man weitere Fertigpräparate, z. B. Salben und Tinkturen.

Ernte

Im Juli und August zupft man die Blüten ab und trocknet sie.

Arnikatinktur

Zutaten:
Frische Blüten der Wiesenarnika
(Arnika chamissonis)
70%iger Alkohol (aus der Apotheke)
oder Franzbranntwein

Zubereitung: Die Blüten in ein helles Schraubglas füllen und mit Alkohol bedecken. 3 Wochen ziehen lassen, dann abseihen, die Blüten ausdrücken. Die Tinktur in kleine Flaschen füllen, beschriften, kühl und dunkel aufbewahren.

Anwendung: Bei Prellungen und Quetschungen, Blutergüssen, Muskel- und Gelenkbeschwerden helfen Arnikaumschläge. Hierzu wird 1 EL Tinktur mit 1/2 l Wasser verdünnt, ein Tuch damit getränkt und auf die kranke Stelle gelegt. Mit einem trockenen Tuch abdecken. Die Tinktur wird nur äußerlich angewendet.

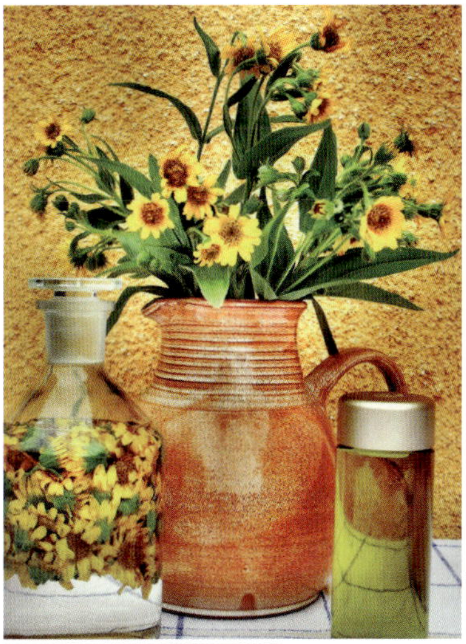
© F. Hecker

Arnica chamissonis **ist für die Gartenkultur geeignet.**

Arnikateeaufguss

Zutaten:
1–2 TL getrocknete Arnikablüten
1/4 l Wasser

Zubereitung: Das Wasser zum Kochen bringen und die Blüten damit übergießen. 10 Minuten ziehen lassen, abseihen und abkühlen lassen.

Anwendung: Der Aufguss kann für Umschläge verwendet werden. Er eignet sich auch zum Gurgeln bei Entzündungen in Mund und Rachen und stärkt die Abwehrkräfte der Schleimhäute. Nicht zum Trinken geeignet.

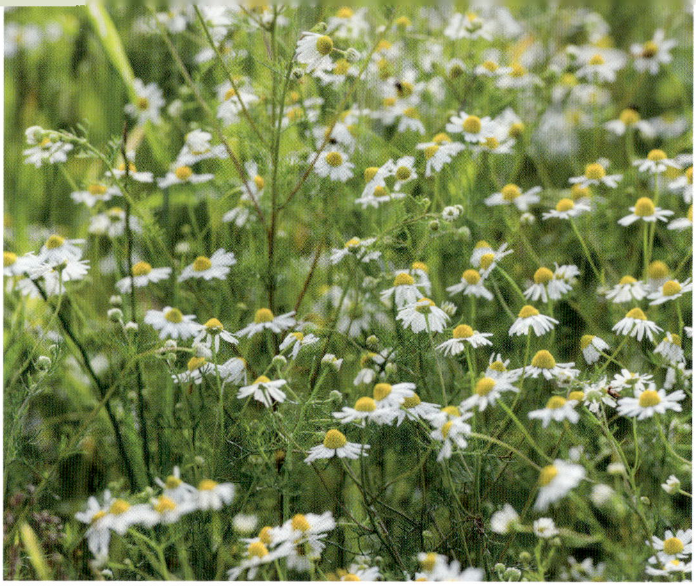

Kamille ist eine sehr alte Heilpflanze.

Tipp

Da Echte Kamille im Garten nicht ganz einfach anzusiedeln ist, kann man es mit der Römischen Kamille *(Chamaemelum nobile)* versuchen. Die wunderbar duftende Pflanze wird in Kulturen gezüchtet und kann ebenso verwendet werden wie die Echte Kamille. Auch im heimischen Steingarten ist die Römische Kamille eine botanische Bereicherung und ein herrlicher Duftspender.

Echte Kamille *(Matricaria recutita)* – vielseitige Wirkung

Die Echte Kamille ist in der traditionellen Volksmedizin eine der beliebtesten Heilpflanzen. Sie ist bescheiden und wächst auf Brachland, Schutthalden und am Feldrain, oft in Gesellschaft mit anderen Kamillearten, die aber nicht das breite Spektrum der heilsamen Wirkstoffe aufweisen. Die Echte Kamille erkennt man im Gegensatz zur ähnlich aussehenden Hundskamille am hohlen Blütenboden, an den weit nach unten geschlagenen weißen Blütenblättern und natürlich am aromatischen Duft.

Inhaltsstoffe

Ätherische Öle, Flavonoide, Cumarine, Bitterstoffe und Schleimstoffe. Erst das Zusammenspiel aller Inhaltsstoffe ergibt die Wirkung dieser vielseitigen Heilpflanze.

Wirkung und Anwendung

Echte Kamille ist gut erforscht und vielseitig innerlich und äußerlich anwendbar. Sie wirkt entzündungshemmend, antiseptisch, wundheilend und krampflösend. Außerdem beruhigt sie, stärkt den Magen und lindert Schmerzen.
Kamille wird genommen bei innerlichen Beschwerden im Magen-Darm-Bereich, zur Inhalation bei Kopfdampfbädern und für Umschläge bei schlecht heilenden Wunden.
Bei richtiger Dosierung hat Kamille keine Nebenwirkungen, ist aber nicht für Dauergebrauch geeignet. Allergiker sollten bedenken, dass es sich um eine Korbblütlerpflanze handelt, wie auch Schafgarbe und Arnika.

Ernte

Wer Kamille selbst sammeln möchte, achtet auf einen sauberen Standort. Gesammelt werden die Blütenköpfe vom dritten bis fünften Tag nach dem Aufblühen und anschließend auf luftigen Darren im Schatten getrocknet und in dunklen Gefäßen aufbewahrt. Getrocknete Kamillenblüten sind natürlich auch in Apotheken erhältlich.

Kamillentee

Zutaten:
2 TL Kamillenblüten
1 Tasse kochendes Wasser

Zubereitung: Kamillenblüten mit kochendem Wasser übergießen. 5–10 Minuten zugedeckt ziehen lassen. Bei Magen-Darm-Erkrankungen täglich drei- bis viermal 1 Tasse trinken. Bei länger anhaltenden Beschwerden sollten Sie unbedingt zum Arzt gehen!

Anwendung: Kamillentee eignet sich auch zu Spülungen bei Entzündungen im Mund- und Rachen-Bereich sowie für Umschläge bei Entzündungen der Haut.

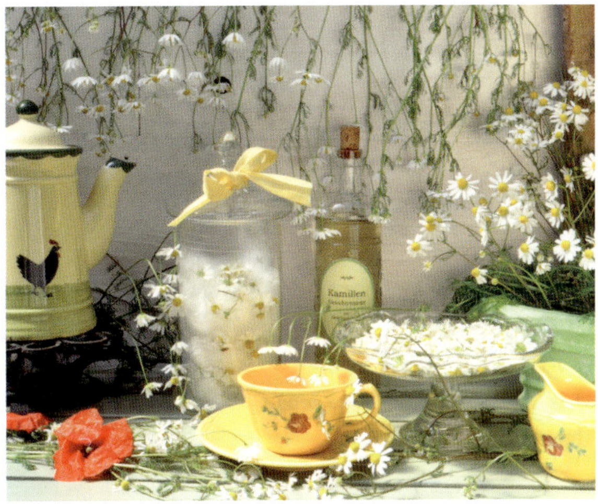

Kamillentee kann schon zum Frühstück getrunken werden, ist aber nicht für den Dauergebrauch geeignet.

Kamillen-Kopfdampfbad

Zutaten:
1 Handvoll Kamillenblüten
1 l kochendes Wasser

Zubereitung: Die Kamillenblüten mit dem kochenden Wasser übergießen und etwa 10 Minuten ziehen lassen.

Anwendung: Den Kopf über das Gefäß beugen, mit einem großen Handtuch abdecken und durch Mund und Nase die heißen Kamillendämpfe einatmen. Wenn der Dampf nachlässt, den Topf noch einmal aufwärmen und weiterinhalieren. Nach dem Kopfdampfbad die Schleimhäute der Nase mit Majoransalbe oder Ringelblumensalbe pflegen. Den Kopf warm halten. Am besten legt man sich ins Bett! Das Kamille-Kopfdampfbad sollte aber nicht zu oft gemacht werden, es trocknet die Schleimhaut aus. Am besten abwechseln mit Majoran- und Salbei-Dampfbädern. Das Dampfbad hilft bei Husten, Nebenhöhlenentzündung und Bronchitis, aber auch gegen Mitesser und Pickel.

Kamillenöl

Zutaten:
100 g kalt gepresstes Olivenöl
1 Handvoll getrocknete Kamillenblüten

Zubereitung: Öl und Blüten in einem Topf erhitzen, aber nicht kochen! 2 Stunden auf der Herdplatte (kleine Stufe) warm halten und gelegentlich umrühren. Anschließend passiert man die Mischung durch ein Gazetuch.

Anwendung: Das Öl kann zur Massage bei rheumatischen Beschwerden eingesetzt werden.

Kamillenwickel

Zutaten:
1/2 l Wasser
2 EL Kamillenblüten

Zubereitung: Wasser zum Kochen bringen und die Kamillenblüten damit überbrühen, 5–10 Minuten ziehen lassen, dann abseihen. Den Blütenauszug kurz abkühlen lassen.

Anwendung: Ein Geschirrtuch eintauchen, gut auswringen. Die Temperatur prüfen, bevor man das feuchte Tuch auf den Bauch legt. Mit einem trockenen Tuch abdecken und den Körper mit einem großen Handtuch einwickeln. Ins Bett legen und entspannen. Der Kamillenwickel wirkt wärmend und krampflösend, auch bei Menstruationsbeschwerden.

Kamillenwein

Zutaten:
3/4 l Weißwein
50 g getrocknete Kamillenblüten
50 g Kandis

Zubereitung: Alle Zutaten in eine große Flasche mit Schraubverschluss geben. Gut schütteln und 3 Wochen an einem kühlen Ort ziehen lassen. Anschließend abseihen.

Anwendung: Kamillenwein ist gut für den Magen und wirkt vorbeugend gegen Erkältung. Vor den Mahlzeiten 1–2 EL davon nehmen.

Königskerze *(Verbascum densiflorum)* – Wollblume

Die Königskerze rangiert unter den Heilkräutern als „Sonnen-Kraut“. Besonders eindrucksvoll präsentiert sie sich deshalb auch an sonnigen Plätzen. Ihre Standortansprüche sind allerdings sehr bescheiden; sie gedeiht bevorzugt auf Ödland, an steinigen Hängen oder auf Schutthalden. Die Pflanze mit ihrer majestätischen Ausstrahlung ist aber auch ein besonderer Blickfang im Bauerngarten und sollte hier nicht fehlen. Der Samen kann im Herbst direkt ins Freie ausgesät werden. Im Jahr darauf erscheinen Blattrosetten, die sich erst im zweiten Jahr zur stattlichen Höhe bis zur 2 m hohen Blütenkerze auswachsen. Gefällt es ihr im Garten, wird sich die Königskerze von selbst aussäen.
Die Königskerze ist eine Marienpflanze. Traditionell gehört sie in die Mitte des Kräuterbüschels zu Mariä Himmelfahrt. Sie war früher auch ein Symbol der Königswürde.

Inhaltsstoffe

Schleimstoffe, Flavonoide, Saponine, Iridoide und ätherisches Öl.

Wirkung und Verwendung

In der Volksmedizin heißt die Königskerze auch „Wollblume“, weil die Blätter dicht wollig behaart sind. Sie zählt neben Eibisch und Malve zu den schleimhaltigsten Heilpflanzen. Der Gehalt an Saponinen macht sie besonders wirksam gegen Heiserkeit und Katarrhe der oberen Luftwege. Die Königskerze ist auswurffördernd, reizmildernd und beruhigend und ist daher Bestandteil vieler Hustentee-Mischungen aus der Apotheke.

Ernte

Von Juli bis August kann man die Blüten der Königskerze sammeln, am besten am späten Vormittag, wenn der Tau abgetrocknet ist. Man legt sie in einen luftigen Raum auf einen mit Stoff bespannten Holzrahmen. Das Trocknen soll sehr sorgfältig geschehen, denn wenn sich die Blüten braun verfärben, haben sie keine Wirkung mehr. Gleich nach dem Trocknen gibt man sie in ein gut verschließbares Gefäß, damit sie keine Feuchtigkeit aus der Luft anziehen können.

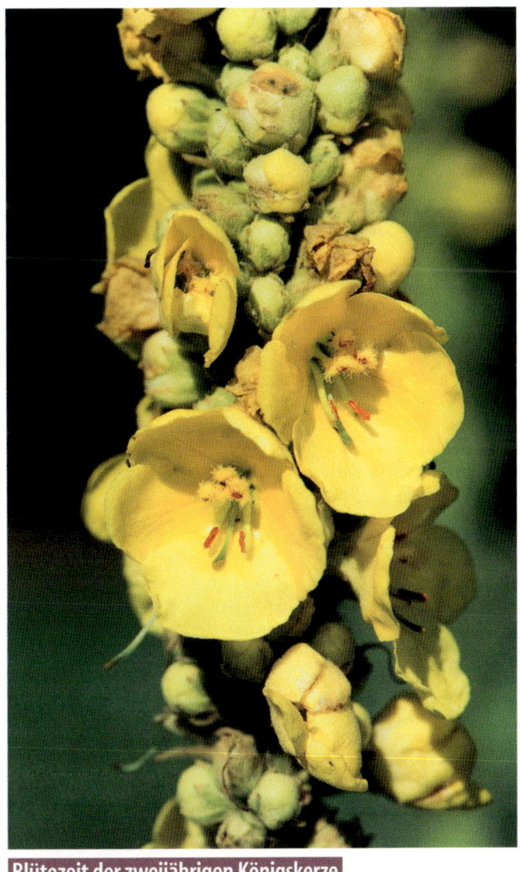

© F. Hecker

Blütezeit der zweijährigen Königskerze ist von Juli bis August/September.

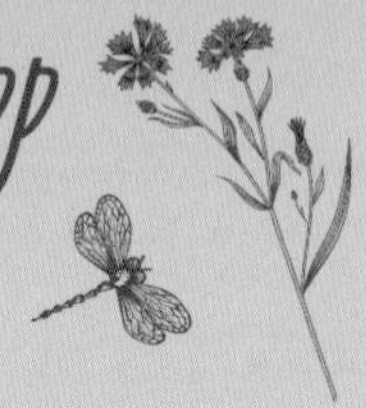

Mischen Sie Königskerzenblüten zu gleichen Teilen mit Spitzwegerich und bereiten Sie daraus wie oben beschrieben einen Tee.

Königskerzenblüten-Tee

Zutaten:
1 TL getrocknete Königskerzenblüten
1 Tasse heißes Wasser
Honig nach Belieben

Zubereitung: Die Blüten mit dem heißen Wasser aufbrühen, 5 Minuten ziehen lassen, abseihen und nach Belieben mit Honig süßen.

Anwendung: Bei Husten und Heiserkeit täglich 2–3 Tassen am Tag trinken.

Königskerzenblüten-Öl

Zutaten:
3 Handvoll frische Königskerzenblüten
¼ l kalt gepresstes Olivenöl

Zubereitung: Aus frischen Königskerzenblüten kann man ein Heilöl herstellen, das „Königsöl". Dazu werden die Blüten am späten Vormittag, wenn die Pflanze trocken ist, gepflückt. Diese Blüten füllt man in ein weißes Schraubglas und gibt kalt gepresstes Olivenöl darüber. Der Ansatz wird 3 Wochen in die Sonne gestellt und täglich geschüttelt. Danach seiht man die Blüten ab und füllt das Öl in dunkle Fläschchen.

Anwendung: Das Blütenöl kann als Heilöl zum Einreiben bei Neuralgien, Hämorrhoiden, Ekzemen, Hautjucken und Entzündungen verwendet werden.

Muskatellersalbei *(Salvia sclarea)* – Faszination für Geist und Seele

Der Muskatellersalbei ist mit seinen großen Blättern und dekorativen Blütenständen eine imposante Gartenschönheit. Die Pflanze liebt einen sonnigen Standort und wird bis zu 150 cm hoch. Im ersten Jahr nach der Aussaat bilden sich Blattrosetten und im 2. Jahr erscheinen von Juni bis September Blüten in Rosa, Lila, Violett und Blau.

Muskatellersalbei bereichert einen Bauerngarten, an warmen Sommertagen verströmt er einen schweren Wohlgeruch. Allerdings scheiden sich an diesem Duft die „Geister", für viele Menschen ist er betörend, andere finden ihn zu intensiv und unangenehm.

Muskatellersalbei ist ein Lippenblütler, er stammt ursprünglich aus dem Mittelmeerraum und ist seit Jahrhunderten in Klostergärten heimisch.

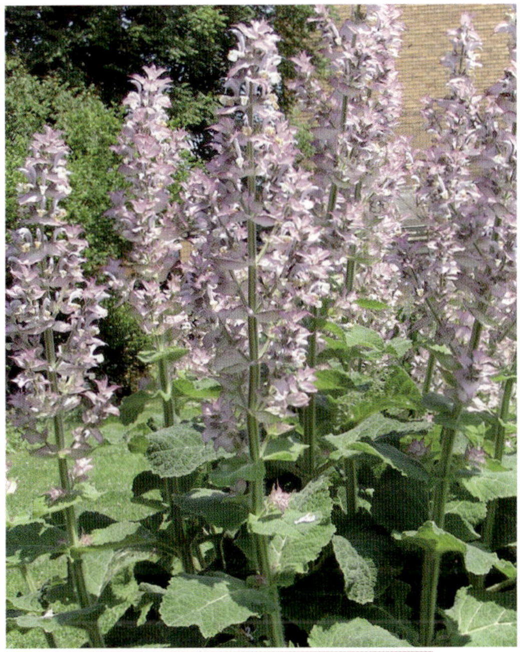

© P. Pretscher

Von imposanter Schönheit – der Muskatellersalbei

Inhaltsstoffe

Ätherische Öle, Gerbsäure, Kampfer; die Öle besitzen östrogenähnliche Strukturen.

Wirkung und Verwendung

Überlieferte Literatur lässt darauf schließen, dass Muskatellersalbei früher auch als Heilpflanze eingesetzt wurde. Heute wird er hauptsächlich in der Aromatherapie und Kosmetikherstellung verwendet. Aus den Blüten wird das ätherische Öl gewonnen, das antimikrobiell und entkrampfend wirkt. Im Klimakterium stoppt Muskatellersalbei-Essenz (Apotheke) übermäßiges Schwitzen. Echter Salbei und Muskatellersalbei sind heilsam bei Erkältung und Bronchitis. Neben der klassischen Inhalation sind auch Duftlampen nützlich, die die ätherischen Öle im Raum verströmen. Muskatellersalbei wirkt vor allem im geistig-seelischen Bereich entspannend, belebend, aufmunternd, vitalisierend und euphorisierend.
Ein blühender Muskatellersalbei im Garten ist die beste Therapie; einmal berühren reicht, und die Pflanze verströmt einen Duft, der lange anhält und Balsam für die Seele ist.
Die getrockneten Blätter und Blüten können auch für Duftsäckchen verwendet werden, denn Muskatellersalbei wirkt stimmungsaufhellend.

Ernte

Die Blätter werden von April bis Juni, die Blüten von Juli bis August, an sonnigen, trockenen Vormittagen geerntet.

Ringelblume *(Calendula officinalis)* – beliebte Heilpflanze

Seit vielen Jahrhunderten ist die Ringelblume, die zur Familie der Korbblütler gehört, in den Bauerngärten heimisch. Die einjährige Pflanze vermehrt sich durch Selbstaussaat und verbreitet sich unter günstigen Wachstumsbedingungen mit enormer Vitalität.
Die „Ringelrose", wie sie auch genannt wird, ist anspruchslos, und ihre leuchtenden Blüten in verschiedenen warmen Goldtönen erfreuen uns vom Frühsommer bis Spätherbst.
Im Volksmund heißt die Ringelblume auch „Sonnenwende", weil sie ihr „Gesicht" immer der Sonne zuwendet. Da ihre Blüten an Regentagen geschlossen bleiben, nannte man sie früher auch „Regenblume". In der bäuerlichen Überlieferung war die Pflanze ein „Wetteranzeiger". Man sagt ihr nach: Wenn die Blüten sich bis 8 Uhr noch nicht geöffnet haben, gibt es am gleichen Tag Regen.

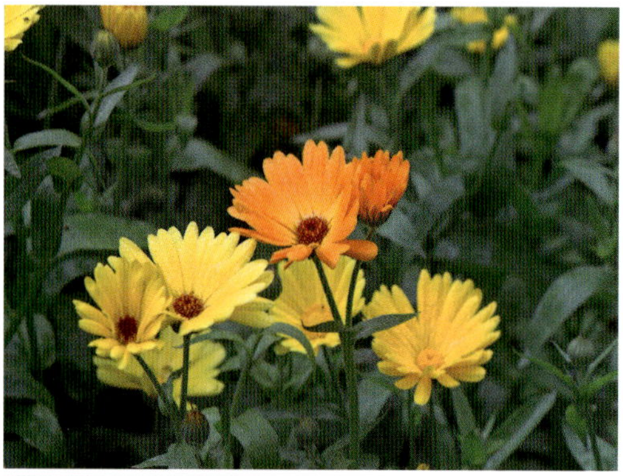

© F. Hecker

Einmal angesiedelt tauchen Ringelblumen immer wieder im Garten auf.

Inhaltsstoffe
Ätherische Öle, Flavonoide, Saponine, Bitterstoffe, Schleime, Fermente und Carotinoide (Vorstufen des Vitamins A).

Wirkung und Verwendung
Die Ringelblume ist ein beliebtes Hausmittel; besonders in der Volksmedizin wird sie als Heilpflanze hoch geschätzt. Sie hat eine entzündungshemmende Wirkung und steht der Arnika sehr nahe. Sie hilft bei schlecht heilenden Wunden, Unterschenkelgeschwüren, Verstauchungen, Nagelbettentzündungen. Umschläge und Teeabkochungen können den Heilungsprozess günstig beeinflussen.
Innerlich werden Produkte aus Ringelblumen nur noch selten angewandt. Ringelblumenblüten werden bei Teemischungen oft als Schmuckdroge zugesetzt. Ganz ohne Wirkung sind aber die Blüten nicht, man spricht ihnen krampflösende und galletreibende Eigenschaften zu.
Am bekanntesten ist die Ringelblumensalbe, sie durfte in keiner Hausapotheke fehlen. Bäuerinnen haben sie nach überlieferten Rezepten selbst hergestellt. Als Salbengrundlage wurden Schweineschmalz oder Butter verwendet, und darin wurden dann die Blüten „ausgebraten". Davon ist heute abzuraten, denn es werden Wirkstoffe zerstört, und außerdem ist Schweineschmalz oder Butter nur begrenzt haltbar und wird leicht ranzig. Als Basissalbe eignet sich besser Eucerin® aus der Apotheke oder Vaseline (Vaseline, wenn nur eine Handcreme hergestellt werden soll). Aus Olivenöl oder Bienenwachs kann man einen geschmeidigen Hautbalsam zubereiten (siehe Rezepte).

Ernte
Verwendet werden die Blüten, die man an einem sonnigen Tag in der Mittagszeit pflückt. Die Blüten nicht waschen, sondern gut ausschütteln, damit kleine Insekten herausfallen.
Für den Ringelblumentee die Zungenblätter vorsichtig auszupfen, locker auf einem Tuch ausbreiten und an einem luftigen Ort trocknen lassen. In Gläser oder Dosen füllen und dunkel aufbewahren.

Ringelblumentee

Zutaten:
1/2 l Wasser
2 TL getrocknete Ringelblumenblüten

Zubereitung: Wasser zum Kochen bringen und die Blüten damit übergießen, 10 Minuten ziehen lassen, abseihen.

Anwendung: 2–3 Tassen des Tees können pro Tag bei Gallebeschwerden getrunken werden. Er ist auch für Umschläge und Kompressen zur äußeren Anwendung geeignet.

Ringelrosenbutter

Zutaten:
100 g Butter
2–3 EL zerkleinerte Ringelblumenblüten

Zubereitung: Butter und Ringelblumenblüten gut vermengen und die Mischung 1–2 Stunden ruhen lassen. Dann die Butter erwärmen, bis sie flüssig ist. Nicht zu heiß werden lassen, keinesfalls kochen, weil sonst die heilenden Wirkstoffe zerstört werden!
Die flüssige Butter wird nun abgefiltert, in kleine Salbendöschen gefüllt und kühl aufbewahrt. Sie ist nur begrenzt haltbar (etwa 4 Wochen).

Anwendung: Bei Bedarf auf betroffene Stellen streichen.

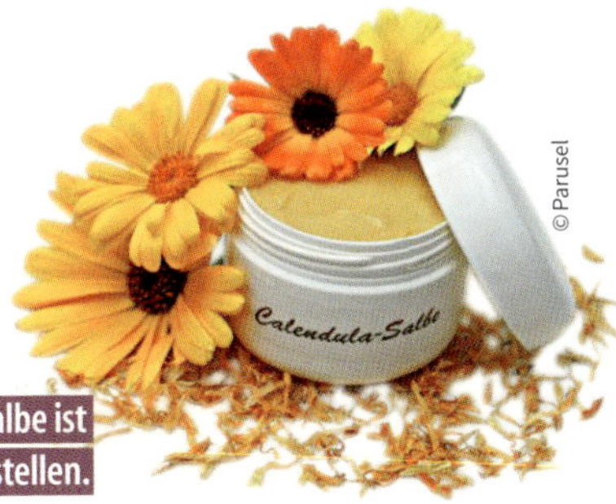

Ringelblumensalbe ist einfach herzustellen.

© Parusel

Ringelblumensalbe (Kaltauszug)

Zutaten:
100 g Eucerin®-Salbe (Apotheke)
Frische Ringelblumenblätter

Zubereitung: Die Salbe wird in einem Schraubglas im Wasserbad vorsichtig erwärmt, bis sie flüssig wie Öl ist (nicht erhitzen!). In diese flüssige Salbe kommen so viele frisch abgezupfte Zungenblätter der Ringelblumenblüten, bis die Salbe abgesättigt ist, das heißt, die Blüten müssen bedeckt sein!

Den Ansatz im verschlossenen Schraubglas 2 Wochen im Kühlschrank stehen lassen. Anschließend die Salbe wieder vorsichtig im Wasserbad verflüssigen und die Blüten abseihen. Die goldgelbe Heilsalbe in saubere Salbendöschen füllen, eventuell 1–2 Tropfen ätherisches Lavendelöl dazugeben.

Anwendung: Zur äußeren Anwendung kann die Zubereitung als Wund- und Heilsalbe und bei schmerzenden Krampfadern eingesetzt werden.

Ringelblumenbalsam

Zutaten:
200 ml gutes Olivenöl
25 g Bienenwachsblättchen
1 Handvoll Ringelblumenblütenblätter

Zubereitung: Das Olivenöl mit dem Bienenwachs im Wasserbad erwärmen, bis die Wachsblättchen geschmolzen sind. Die Ringelblumenblätter mit der Schere klein schneiden und in die heiße Ölwachsmischung geben. Kurz aufwallen lassen und dabei umrühren. Den Topf sofort von der heißen Kochplatte nehmen und die Mischung einen Tag lang stehen lassen. Wieder erwärmen, abseihen, in kleine Salbendosen füllen, beschriften und dunkel stellen. Der Balsam hält sich etwa ein Jahr.

Anwendung: Den geschmeidigen Handbalsam bei Bedarf anwenden.

Ringelblumenöl

In eine saubere Flasche frische Ringelblumenblütenblätter füllen. Kalt gepresstes Olivenöl darübergießen. Alle Blüten müssen vom Öl bedeckt sein. Die Flasche auf eine sonnige Fensterbank stellen und täglich einmal kräftig schütteln. Nach etwa 4 Wochen ist der goldgelbe Blütenauszug fertig. Das Öl abfiltern und gut verschlossen dunkel aufbewahren. Das Ringelblumenöl besitzt ähnliche Eigenschaften wie die Ringelblumensalbe.

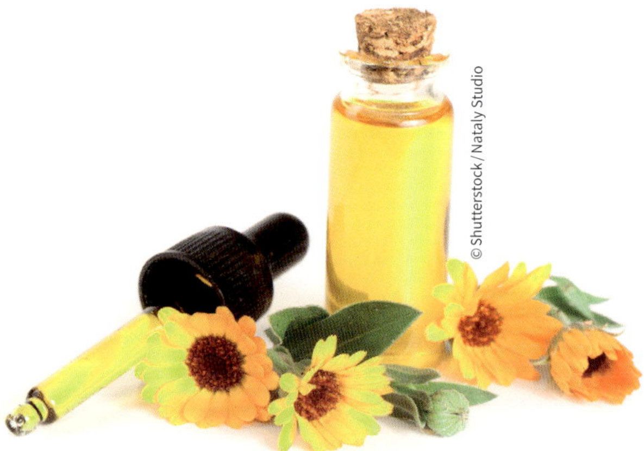

© Shutterstock / Nataly Studio

Rose *(Rosa gallica)* – Königin der Düfte

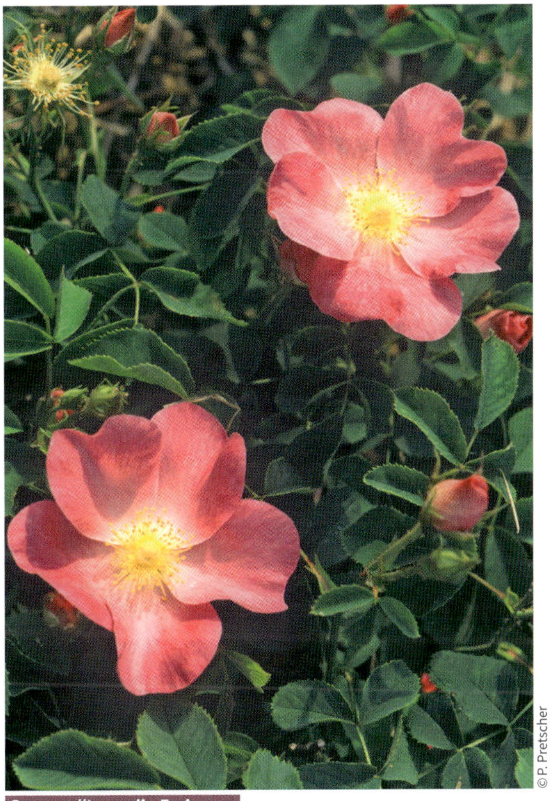

Rosa gallica – **die Essigrose**

Schönheit, Duft und Harmonie zeichnen die Rose aus, gleichsam ein Synonym für Ruhe, Entspannung und Ausgeglichenheit für Körper und Geist. Die Essigrose *(Rosa gallica)* ist die Urmutter vieler alter Rosenarten. Sie stammt ursprünglich aus dem Orient, und aus ihr wird heute noch das kostbare Rosenöl destilliert.

Karl der Große (742–814) hat in seiner Landverordnung den Anbau der Essigrose befohlen. Sie wurde als Heilpflanze in Klostergärten, Burggärten und später in Bauerngärten heimisch. Die Rose spielte eine bedeutende Rolle in der Religion, Heilkunst, Schönheitspflege und Küche. Als „Königin der Blumen" wird sie noch immer bezeichnet, und schon bei den alten Ägyptern war sie das Symbol der Liebe.

Der duftende Essigrosenstrauch gehörte jahrhundertelang in jeden Bauerngarten, blüht allerdings nur einmal im Jahr im Juni. Das mag wohl manchem zu wenig gewesen sein, deshalb ist man vielfach auf neue Hybridsorten umgestiegen, die zwar den ganzen Sommer über blühen, häufig aber den Duft eingebüßt haben.

Für Küche und Hausapotheke eignen sich die alten Duftrosen am besten. Neben der roten *Rosa gallica sollte* hier noch die rosafarbene *Rosa x centifolia* oder *R. x damascena* erwähnt werden. Alternativ ist auch die Kartoffelrose *(Rosa rugosa)* mit ihrem feinen, aromatischen Duft empfehlenswert; sie blüht von Juni bis August/September und liefert außerdem fast zeitgleich auch sehr große Hagebutten. Die duftarmen Blüten der wild wachsenden Hundsrose *(Rosa canina)* eignen sich nicht zur Verwendung in der Hausapotheke, dafür sind aber ihre Früchte (Hagebutten) im Herbst wegen des hohen Vitamin-C-Gehalts besonders wertvoll.

Inhaltsstoffe

Rosenblüten enthalten ätherische Öle, Gerbstoffe, Duftstoffe, Schleimstoffe, Flavonoide (Antocyane) und Vitamine.

Wirkung und Verwendung

Die Inhaltsstoffe von Rosen wirken kühlend, heilend, stärkend und beleben die Haut. Ärzte im Mittelalter schätzten ihre adstringierende Wirkung und setzten sie auch zur Kräftigung bei allgemeinem Schwächezustand ein.

Apotheker verwendeten die Rose (daher der Name „Apotheker-Rose") zur Herstellung von Rosenöl, Rosenwasser, Rosenessig, Salben und Tees. Blütenauszüge wurden zum Gurgeln bei

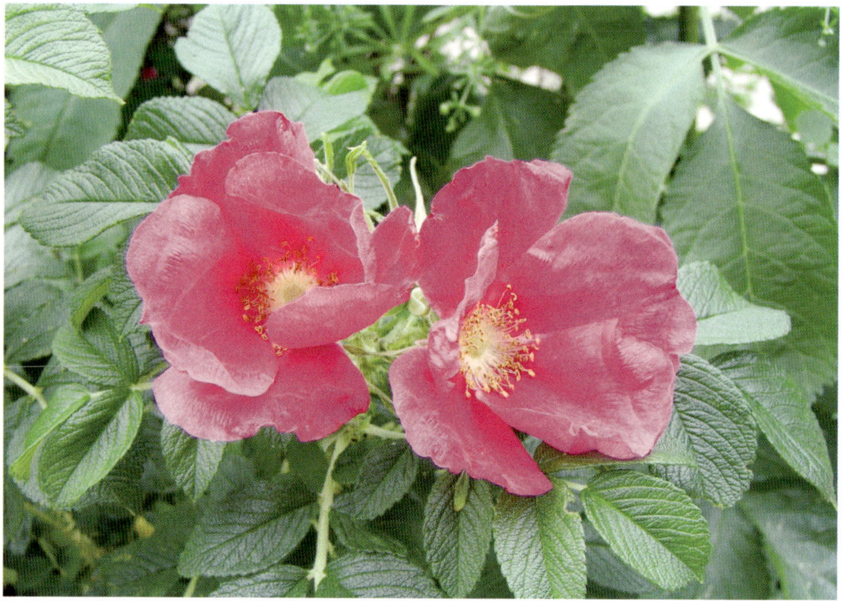

© P. Pretscher

Rosa rugosa – eine Wildrose mit Gartentauglichkeit

Entzündungen im Mund- und Rachenbereich verwendet, ebenso zur Behandlung schlecht heilender Wunden. Der Tee der Essigrose galt als gutes Mittel gegen Durchfall.
Rosenblüten eignen sich nicht nur als Hausmittel, aus ihnen kann man auch kulinarische Köstlichkeiten zubereiten und so auf wunderbare Weise über den Gaumen Aromen und Wirkstoffe zu sich nehmen.

Ernte

Möchte man Blüten und Hagebutten ernten, dürfen die Rosen nicht mit Pflanzenschutzmitteln behandelt sein. Die voll erblühten Rosenblüten werden bei sonnigem Wetter vormittags, sobald der Tau abgetrocknet ist, abgeschnitten, dann ist der Duft am intensivsten. Die Blüten dürfen nicht gewaschen werden, man kontrolliert sie aber sorgfältig auf Ungeziefer. Anschließend die Blütenblätter vom Blütenboden abzupfen. Der helle, bittere Stielansatz am unteren Teil der Blütenblätter wird abgeschnitten. Rosenblütenblätter trocknet man an einem schattigen Ort. Am besten einen Holzrahmen oder eine alte Schublade mit Mullwindeln oder Stoff bespannen und die Blätter locker auflegen. Nach dem Trocknen in saubere Dosen füllen, so behalten sie lange ihren Duft.

Tipp

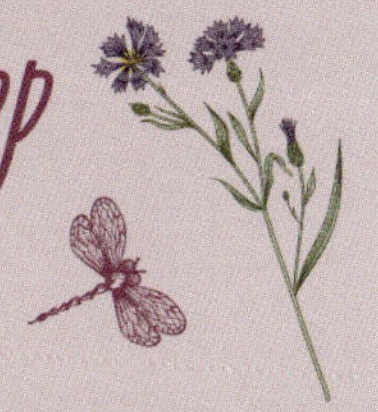

Rosenessig ist nicht nur ein probates Heilmittel, er verleiht auch Salatmarinaden ein unvergleichliches Aroma.

Rosenblütentee

Zutaten:
10 g getrocknete Duftrosen-Blütenblätter
1/2 l Wasser

Zubereitung: Die Blütenblätter mit kochendem Wasser überbrühen, 10 Minuten ziehen lassen, abseihen.

Anwendung: Bei Durchfall dreimal täglich 1 Tasse vor dem Essen trinken.

Rosenhonig

Zutaten:
50 g frische rote Duftrosen-Blütenblätter
500 g Bienenhonig
1–2 TL Rosenwasser (Apotheke)

Zubereitung: Blütenblätter verlesen, nicht waschen! Mit Honig und Rosenwasser zu einer Paste verarbeiten. In kleine Gläser füllen und kühl stellen.

Anwendung: Zur allgemeinen Stärkung mehrfach täglich einen TL voll einnehmen. Rosenhonig eignet sich außerdem zur Behandlung von aufgesprungenen Lippen und zum Gurgeln bei Halserkrankungen. Dafür wird er im warmen Wasser aufgelöst.

Rosenessig

Zutaten:
4 Handvoll frische Duftrosen-Blütenblätter
1/2 l Weißweinessig oder weißer Balsamico

Zubereitung: Die Blütenblätter in eine saubere Flasche geben und mit Essig auffüllen. 10 Tage an einem warmen Ort ziehen lassen, dann abseihen und wieder in die Flasche füllen. Kühl und dunkel aufbewahren.

Anwendung: Rosenessig eignet sich mit Wasser verdünnt zur Hautpflege oder als Gurgelmittel bei Halsschmerzen. Man nimmt 2 EL Rosenessig auf 1 Glas Wasser.

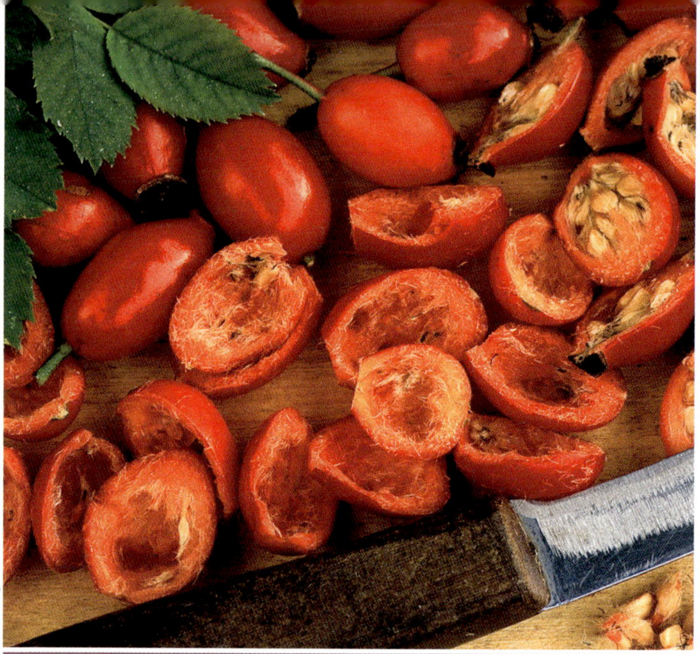

Hagebutten, die beispielsweise zu Likör weiterverarbeitet werden sollen, muss man entkernen.

Tipp

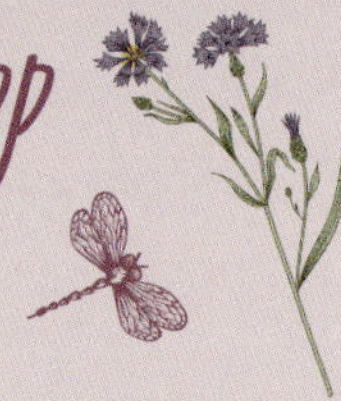

Für einen Hagebuttenlikör füllt man eine weithalsige Flasche zu drei Viertel mit entkernten und gesäuberten Hagebutten und gießt dann mit gutem Korn oder Bacardi-Rum bis zum Flaschenhals auf. Der Ansatz muss an einem sonnigen Platz 4–6 Wochen ziehen. Ab und zu durchschütteln. Den Likör filtrieren, nach Belieben mit Zucker versetzen und in kleinere Flaschen füllen. Bis zum Genuss noch einige Tage warten.

Rosenblütenlikör

Zutaten:
100 g Duft-Rosenblütenblätter
500 ml Doppelkorn
200 ml destilliertes Wasser
200 g Zucker

Zubereitung: Die Blütenblätter gründlich verlesen, nicht waschen! Zusammen mit dem Doppelkorn in saubere Weithalsflaschen füllen. Den Ansatz drei Wochen lang stehen lassen, gelegentlich schütteln, dann abseihen. Destilliertes Wasser in einem Topf erwärmen, Zucker zugeben, aufkochen und abkühlen lassen. Anschließend mit dem Ansatz gut mischen, in Flaschen füllen und kühl aufbewahren.

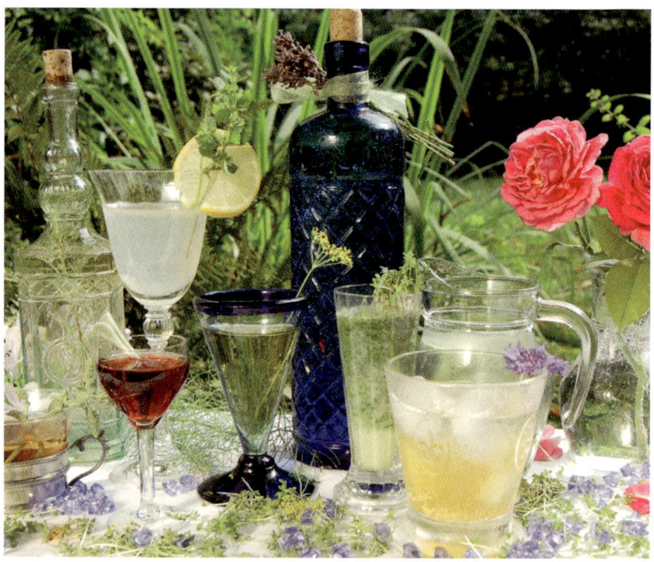

Rosen sind sehr dekorativ, eignen sich aber auch zur Herstellung von Likören.

Anwendung: Der Likör schmeckt köstlich und kräftigt ganz allgemein. Beachten Sie den Alkoholgehalt.

Rosen-Quitten-Salbe

Rosen und Quitten ergänzen sich aufgrund ihrer Inhaltsstoffe sehr gut. In der Quittenschale sind ätherische Öle enthalten, die die Feuchtigkeit binden und gleichzeitig schützen. Die Salbe ist ein sehr gutes Pflegemittel für trockene, gereizte Haut und strapazierte Hände. Wer keine Salbe zubereiten möchte, kann auch das Rosen-Quitten-Öl für die Hautpflege verwenden.

Zutaten:
2 unbehandelte reife Quitten
2 EL getrocknete Duftrosen-Blütenblätter
200 ml kalt gepresstes Olivenöl
30 g Bienenwachsplättchen (Apotheke)

Zubereitung: Quittenfrüchte mit einem trockenen Tuch abreiben. Die Quitten dünn abschälen. Die Schalen mit den Rosenblütenblättern in ein Schraubglas geben und mit Olivenöl bedecken. Drei Wochen auf die warme Fensterbank stellen und ziehen lassen. Das Öl abfiltrieren, Quittenschalen und Rosenblüten gut ausdrücken.
Das Öl genau abmessen. Auf 200 ml Öl verwendet man 30 g Wachsplättchen. Die Wachsplättchen in einer kleinen Porzellanschale im Wasserbad erwärmen, bis sie geschmolzen sind. Das angewärmte Olivenöl zugeben, mit Holzlöffel oder Pistell (Apotheke) so lange rühren, bis eine klare Schmelze entstanden ist. Sofort warm in kleine Salbentöpfchen füllen, kühl stellen und beschriften.
Soll die Salbe eine cremige Konsistenz haben, rührt man so lange, bis sie kalt ist, und füllt sie dann erst ab. Diese Salbe ist dann ca. 1 Jahr lang haltbar.

Anwendung: Die Salbe wirkt kühlend, stärkt und belebt die Haut. Die Quittenschale hat feuchtigkeitsbindende Eigenschaften und hilft bei trockener Haut. Strapazierte Hände mehrmals täglich eincremen.

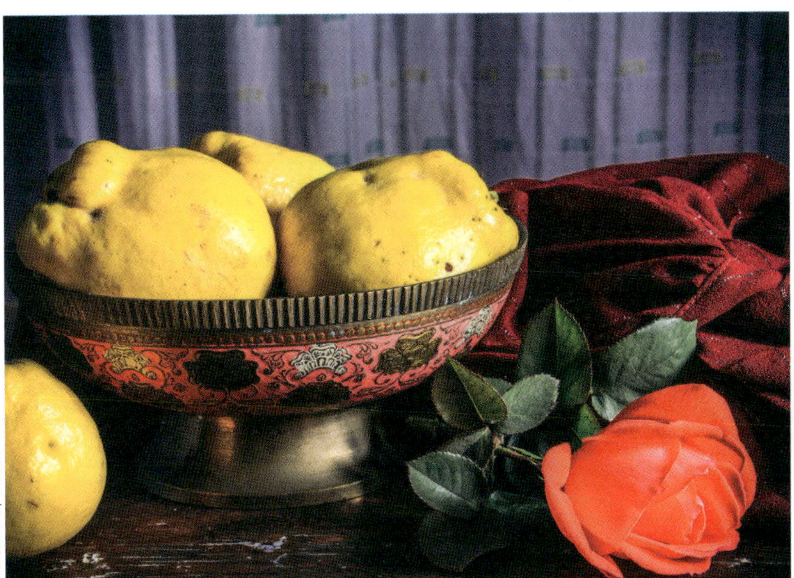

Rosen und Quitten ergänzen einander aufgrund ihrer Inhaltsstoffe hervorragend.

Besser schlafen und entspannen

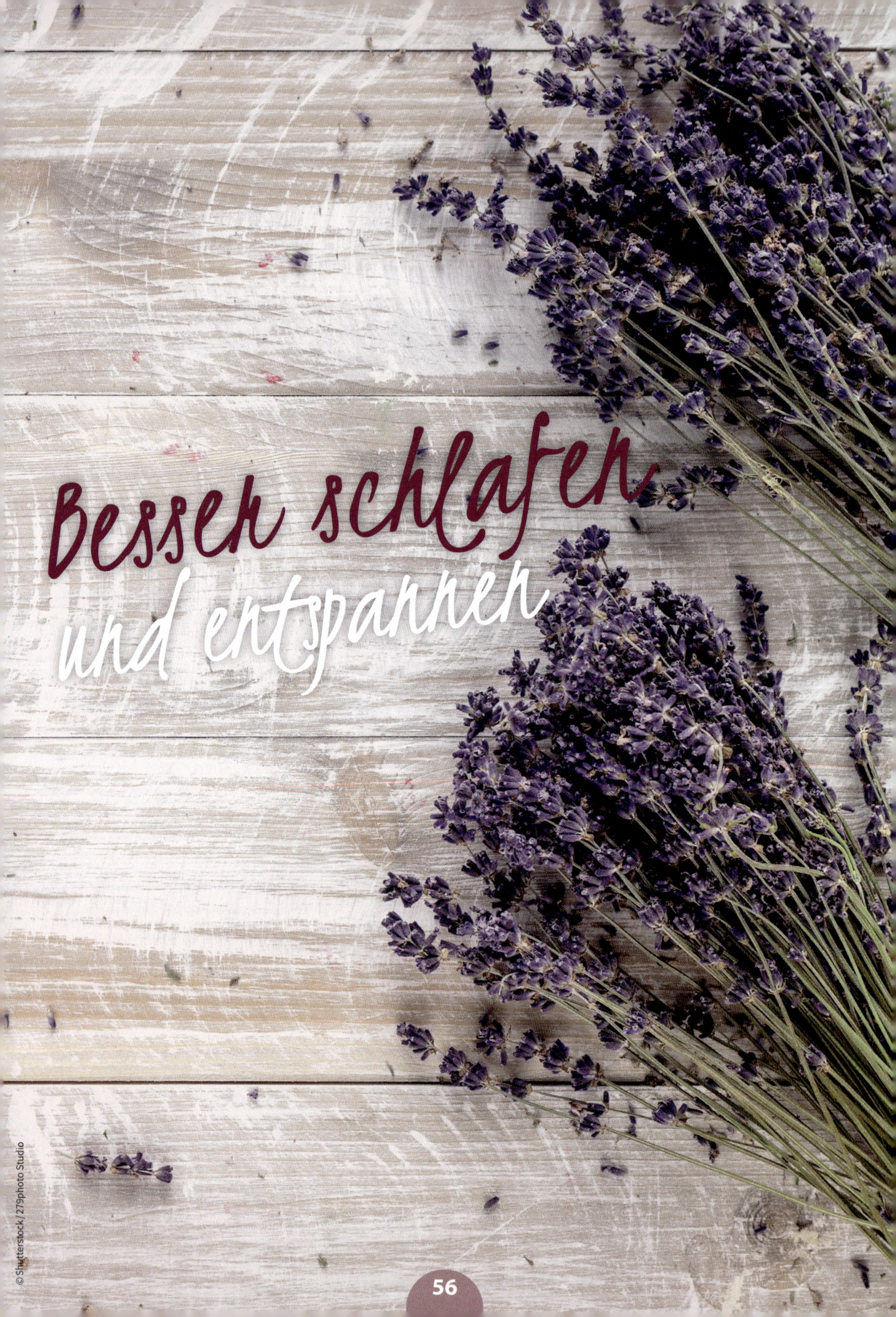

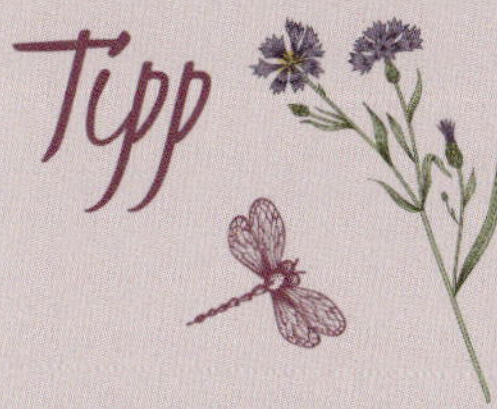

Möchten Sie Ihre Hausapotheke mit Baldrianzubereitungen ergänzen, sollten Sie sich die Zutaten in der Apotheke besorgen. Ein Entnehmen aus der Natur ist nicht erlaubt.

Baldrian

(Valeriana officinalis) – hilft bei Stress

Baldrian ist eine uralte Kult- und Heilpflanze. Seit Jahrhunderten wird er auch in der Volksmedizin verwendet. Im September wurden die Wurzeln ausgegraben, gereinigt und an den Dächern von Häusern und Scheunen zum Trocknen aufgehängt. Erst beim Trocknen entwickelt sich der typische Baldriangeruch. Schriftlich überliefert ist, dass dann die Katzen im Dorf verrückt spielten, denn der Baldrianduft versetzte sie in einen rauschhaften, euphorischen Zustand; so hat Baldrian auch den Beinamen „Katzenkraut".

Die heimische Pflanze wächst wild in feuchten Niederungen, an Flussufern, aber auch in den Bergen. Baldriananbau im eigenen Garten lohnt sich nicht, es sei denn, man möchte eine schöne Solitärpflanze haben. Voraussetzung ist guter, feuchter Boden und genügend Platz, denn die Pflanze kann bis zu 2 m hoch werden. Baldrian, der in der Medizin verwendet wird, stammt aus großem Kulturanbau.

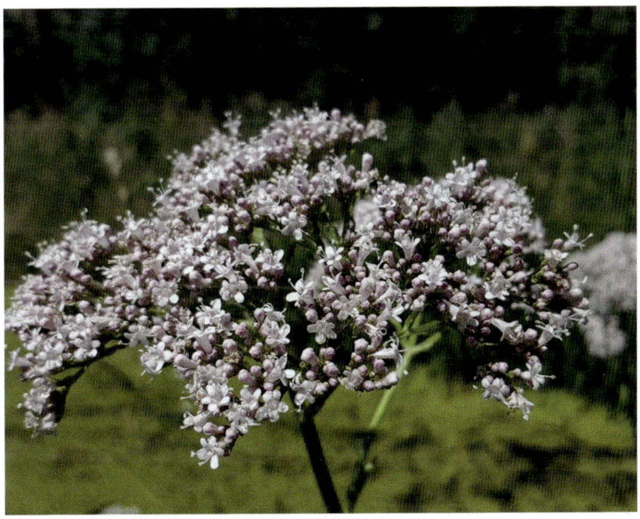

© Shutterstock / Roel Meijer

Baldrian blüht von Anfang Mai bis Ende Juni.

Inhaltsstoffe

Ätherische Öle, Gerbstoffe, Glykoside.

Wirkung und Verwendung

Baldrian wirkt nervenstärkend, beruhigend, schlaffördernd und entkrampfend. Neben Baldriantee und Baldriantinktur gibt es in der Apotheke auch Dragees, die alle Wirkstoffe des Baldrians aufweisen.
Nach einem stressigen Arbeitstag kann ein Baldrianvollbad ausgleichend und beruhigend wirken. Man kann zwar aus zerkleinerten Wurzeln selbst einen Badezusatz herstellen, aber einfacher ist die Anwendung eines fertigen Zusatzes. Baldrian kann auch gut mit Hopfen und Melisse kombiniert werden.

Baldrian-Schlummertrunk

Zutaten:
10 g Baldrianwurzel (Apotheke)
10 g getrocknetes Johanniskraut
10 g getrocknete Melissenblätter
10 g getrocknete Lavendelblüten
1 Zimtstange
1,5 l Rotwein

Zubereitung: Die getrockneten Kräuter mit Zimtstange und Rotwein in einem Gefäß kalt ansetzen und zudecken. Dieser Ansatz bleibt 3 Tage stehen und wird täglich umgerührt. Danach abseihen, in Flaschen füllen und kühl stellen.

Anwendung: Bei Einschlafschwierigkeiten 1/2 Stunde vor dem Schlafengehen 1 Likörgläschen davon trinken. Beachten Sie den Alkoholgehalt!

Die getrockneten Kräuter können auch als Teemischung verwendet werden, dann aber ohne Zimtstange.

Baldriantee (Kaltauszug)

Zutaten:
2 TL zerkleinerte Baldrianwurzel
(aus der Apotheke)
1/4 l Wasser

Zubereitung: Die Baldrianwurzel mit kaltem Wasser ansetzen und zugedeckt 10–12 Stunden stehen lassen, ab und zu umrühren. Dann abseihen und auf Trinktemperatur erwärmen (nicht kochen!). Täglich kurmäßig 2–3 Tassen Tee lauwarm trinken.

Der Tee ist nicht für den Dauergebrauch geeignet!

Anwendung: Baldriantee hilft bei Nervosität und Prüfungsstress. Auch Baldriantinktur aus der Apotheke eignet sich. Beachten Sie dabei den Alkoholgehalt!

Johanniskraut *(Hypericum perforatum)* – Sonne für die Seele

In der Volksmedizin gehört Johanniskraut zu den beliebtesten und bekanntesten Heilpflanzen. Es hilft der Seele über ein Stimmungstief hinweg und hat eine ausgleichende, beruhigende Wirkung. Die leuchtend gelb blühende Pflanze entfaltet ab Juni ihre Schönheit, sie wächst bevorzugt auf sonnigem Brachland an trockenen Wald- und Wegrändern und auf lichten Waldwiesen in ganz Europa. Johanniskraut gehört zur Familie der Hartheugewächse; es blüht von Ende Juni bis September. Die Blätter der Pflanze haben auffallend kleine Punkte, die man besonders gut erkennen kann, wenn man die Blätter gegen das Licht hält. Die Blattflächen wirken wie durchlöchert, perforiert, daher der Name „perforatum". Im Volksmund sagt man auch Tüpfelkraut. Bei diesen dunklen Punkten handelt es sich um eingeschlossene Ölzellen, die den Hauptwirkstoff Hypericin beinhalten. In den Blüten ist dieser Wirkstoff in noch höherer Konzentration enthalten.
Reibt man die Johanniskrautblüten zwischen den Fingern, verfärben sich diese rötlich violett; diesem Umstand hat das Kraut die verschiedenen Namensgebungen wie „Blutkraut" oder „Herrgottswundenkraut" zu verdanken.

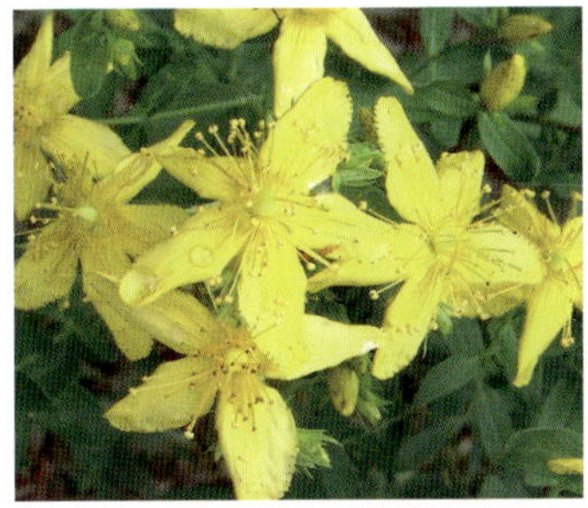
© P. Pretscher

Johanniskraut ist leicht an den typischen Blüten zu erkennen.

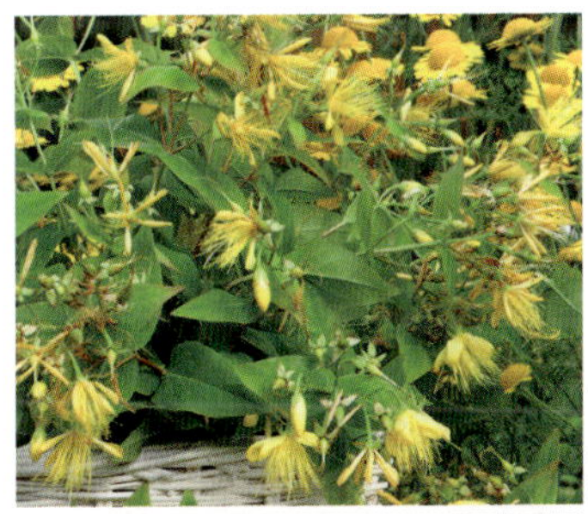
© I. Parusel

Mannsblut *(Hypericum androsaemum)* zählt ebenfalls zur Gattung *Hypericum*.

Inhaltsstoffe

Hauptwirkstoff ist Hypericin, das auch für die rote Farbe verantwortlich ist. Hinzu kommen ätherische Öle, Flavonoide, Harze und Gerbstoffe. Die Komposition aller Inhaltsstoffe ist für die Wirkung der Pflanze von Bedeutung.

Wirkung und Verwendung

Johanniskraut wird als pflanzliches Antidepressivum bezeichnet und gilt als milde Alternative bei leichten Depressionen. Es wirkt beruhigend und stimmungsaufhellend; auch bei vegetativer Dystonie kann es eingesetzt werden. Der volkstümliche Name „Bettstroh" deutet darauf hin, dass schon früher Bettnässen mit dieser Heilpflanze behandelt wurde, da diese Krankheit auch seelische Ursachen haben kann. Verschiedene Anwendungsbereiche in der Volksmedizin konnten durch pharmakologische Untersuchungen bestätigt werden, besonders der nervenberuhigende Effekt. Johanniskraut besitzt eine abschirmende Wirkung gegen Reizüberflutung, Stresssituationen, Angstzustände (z. B. Prüfungsangst). Auch nervöse Unruhe, Schlafstörungen und Wechseljahresbeschwerden werden damit behandelt. Die innere Anwendung sollte in Absprache mit dem Arzt erfolgen.

Ernte

Johanniskraut kann auch im Sommer gesammelt werden, man erntet das obere Drittel des blühenden Krautes und hängt die Büschel an einen luftigen Ort zum Trocknen auf. Anschließend werden Blüten und Blätter abgestreift und in Dosen verschlossen aufbewahrt.

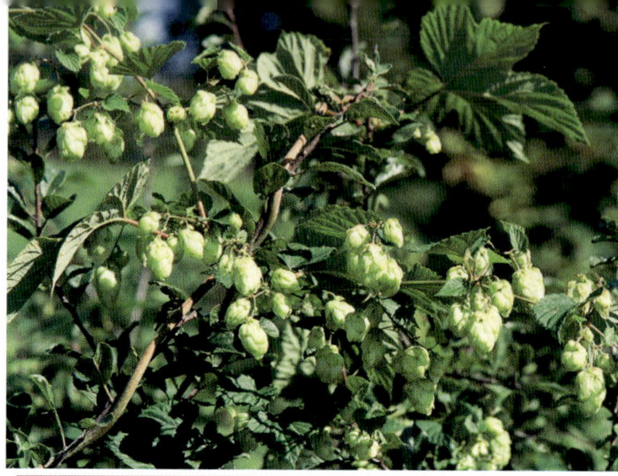

Hopfen hat wie Johanniskraut beruhigende Wirkung, ist darüber hinaus aber auch eine schöne Kletterpflanze für den Garten.

Johanniskraut-Teekur

Zutaten:
2 TL Johanniskraut
1/4 l Wasser

Zubereitung: Johanniskraut mit Wasser übergießen und bis zum Siedepunkt erhitzen, 5 Minuten ziehen lassen, dann abseihen. Man trinkt zwei- bis dreimal täglich 1 Tasse Tee.

Anwendung: Eine Teekur sollte konsequent 5–6 Wochen durchgeführt werden. Wer im November ein Stimmungstief erwartet, sollte bereits im Oktober mit der Teekur beginnen, denn Johanniskraut-Tee macht gute Laune an trüben Tagen.
Johanniskraut kann als Tee- oder als Fertigarzneimittel (in Apotheken und Naturkostläden erhältlich) angewendet werden. Am besten wird die Anwendungsform mit dem behandelnden Arzt besprochen.

Beruhigende Teemischung

Zutaten:
10 g Johanniskraut
10 g getrocknete Lavendelblüten
10 g Hopfenzapfen
10 g Melissenblätter
(Alle Zutaten sind auch in der Apotheke erhältlich.)
1 Tasse Wasser

Zubereitung: 1 TL Kräuter mit einer Tasse kochendem Wasser aufbrühen, 5–10 Minuten ziehen lassen. Nach Belieben mit Honig süßen.

Anwendung: Eine halbe Stunde vor dem Schlafengehen 1 Tasse schluckweise trinken. Sanft beruhigender Tee gegen Schlafstörungen.

Johanniskraut-Blütenöl

Eine besondere Kostbarkeit ist das Johanniskraut-Blütenöl. Hierzu verwendet man nur frische Blüten und die oberen Blätter. Beste Qualität erhält man, wenn die Blüten an einem heißen, sonnigen Tag gesammelt werden, dann ist die Wirkstoffkonzentration in den Blüten beziehungsweise oberen Pflanzenteilen am höchsten, man merkt es an folgendem Test:

- Zerreibt man die Blütenknospen an einem sonnigen Tag zwischen den Fingern, werden diese blutrot. Führt man den gleichen Versuch an einem Tag mit bedecktem Himmel und kühlem Wetter durch, verfärben sich die Finger beim Zerdrücken der Blüten kaum, ähnlich blass ist dann auch das Heilöl.
- Bei Hitze und Sonnenschein gesammelte Blüten, die möglichst noch knospig sein sollten, ergeben ein dunkelrotes Heilöl mit hoher Wirkstoffkonzentration.

Wirkung und Anwendung: Johanniskrautblüten-Öl kann sowohl innerlich als auch äußerlich angewandt werden. Nach Sebastian Kneipp kann das Heilöl bei nervösen Magen-Darm-Beschwerden eingenommen werden, man nimmt dann zweimal täglich 1 TL voll. Grundsätzlich sollte die Einnahme aber mit dem Hausarzt abgesprochen werden.
Für äußere Zwecke ist Johanniskraut-Blütenöl vielfältig einsetzbar, z. B. als Wundheilöl, zum Einreiben bei Muskelschmerzen, Neuralgien, Arthrosen, Ischias und anderen rheumatischen Beschwerden. Das Öl hat eine schmerzstillende, durchblutungsfördernde Wirkung. Bei Hexenschuss oder Ischiasbeschwerden sollte die Anwendung intensiviert werden. Hier empfiehlt sich vor dem Schlafengehen ein Stofftüchlein mit Johanniskrautblüten-Öl zu tränken und auf die schmerzhafte Stelle zu binden, mit einem Handtuch abzudecken und eine Wärmflasche aufzulegen.

Tipp

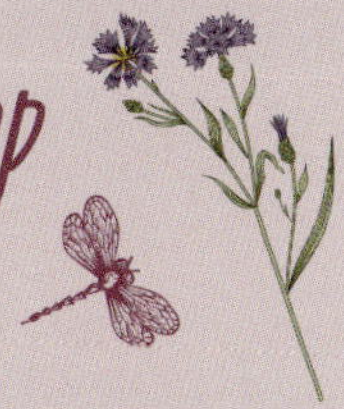

Johanniskraut-Blütenöl – selbst gemacht: Eine Weithalsflasche aus hellem Glas bis zur Hälfte mit frischen Blüten füllen. Die Blüten vorher mit dem Mörser leicht zerreiben oder in einer Schüssel mit dem Löffel zerdrücken. Die Blüten reichlich mit Olivenöl bedecken. In den ersten 3–4 Tagen wird die Öffnung mit Pergamentpapier oder einem Stofftüchlein zugebunden, da eine leichte Gärung stattfindet. Danach kann die Flasche zugeschraubt werden.
Der Ansatz wird 4–6 Wochen in die Sonne gestellt und täglich einmal geschüttelt; allmählich färbt sich das Öl hellrot. Wenn das Öl purpurrot ist, wird es filtriert und in dunkle Flaschen abgefüllt. Bei kühler Lagerung hält es etwa 1 Jahr.

Johanniskrauttinktur

Johanniskrauttinktur kann wie Johanniskraut-Öl verwendet werden, wenn die kühlende, wdesinfizierende Wirkung von Alkohol gewünscht wird. So wird die Tinktur angesetzt:

- Eine Weithalsflasche aus hellem Glas wird zur Hälfte mit frischen Blüten gefüllt und mit 38%igem Korn vollständig abgedeckt.
- Den Ansatz lässt man 2–3 Wochen an einem warmen Ort stehen und schüttelt die Flasche einmal täglich. Sehr bald färbt sich die Tinktur rot. Nach dem Abpressen ist die Tinktur gebrauchsfertig und kann für Einreibungen verwendet werden.

Wer nicht die nötige Zeit hat, selbst diese Hausmittel herzustellen, kann Johanniskrauttee, Johanniskrautblüten-Öl und diverse Fertigarzneimittel aus der Apotheke beziehen.

Hinweis auf Nebenwirkungen: Wer regelmäßig Johanniskraut innerlich anwendet, sollte sich in dieser Zeit nicht in die pralle Sonne legen und auch nicht in das Solarium gehen. Die Haut wird fotosensibilisiert, das heißt, man wird lichtempfindlich und bekommt leichter einen Sonnenbrand. Das ist wiederum ein Zeichen dafür, dass die Pflanze Sonnenenergie speichert und an den Körper abgibt. Hierauf führt man u. a. die antidepressive und stimmungsaufhellende Wirkung zurück.

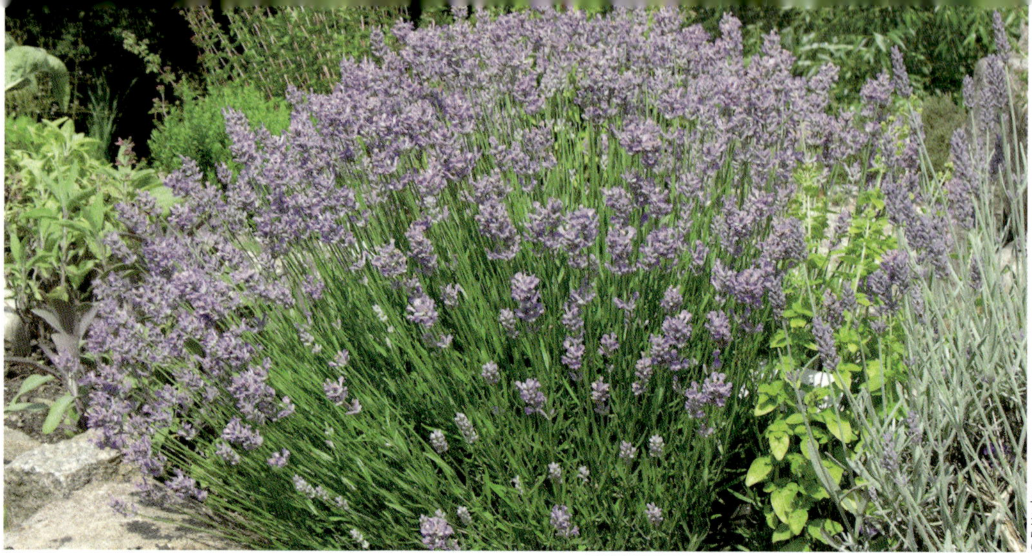

Wunderschön und mit betörendem Duft – Lavendel

Lavendel *(Lavandula angustifolia)* – Balsam für die Sinne

Kein anderes Gartenkraut weckt so viele Erinnerungen wie der Lavendel. Großmutters Wäscheschrank, Duftpapier und Duftsäckchen, verbunden mit einem Hauch von Nostalgie, lassen vergangene Zeiten wieder lebendig werden. Lavendel stammt aus dem Mittelmeerraum wie viele andere Lippenblütler. Er bevorzugt einen leicht kalkhaltigen Boden und eine sonnige Lage. Man kann ihn im Frühjahr selbst aussäen, aber einfacher ist es, einige Jungpflanzen beim Gärtner zu kaufen.

Die Pflanze ist mehrjährig und pflegeleicht; um ein Verkahlen zu vermeiden und buschige Pflanzen zu erhalten, wird Lavendel am besten im frühen Frühjahr zurückgeschnitten, indem man noch junge Sträucher bis einige Zentimeter über dem Boden schneidet, bei älteren wird nicht ganz so stark ins Holz geschnitten. Mittlerweile gibt es robuste Sorten, wie die niedrig wachsende *Lavandula angustifolia* 'Blue Dwarf', die selbst harte Winter gut überstehen.

Inhaltsstoffe

Ätherische Öle, Gerbstoffe, Cumarine und Phytosterole.

Wirkung und Verwendung

Lavendel wirkt beruhigend, ausgleichend, schlaffördernd, nervenstärkend, krampflösend und verdauungsfördernd.

Lavendel ist Bestandteil von Teemischungen, die das Einschlafen fördern und überreizte Nerven beruhigen. Besonders beliebt ist das Lavendelbad; gestresste Menschen erleben Entspannung und Ausgeglichenheit. Lavendeltinktur (äußerlich) hilft bei Muskelverspannung und rheumatischen Beschwerden, und das Schlafkissen ist eine kleine feine Wellness-Anwendung.

Ernte

Kurz vor der Blüte (Juli/August) können die halb geöffneten Knospen zum Trocknen geerntet werden, dann ist die Wirkstoffkonzentration am höchsten.

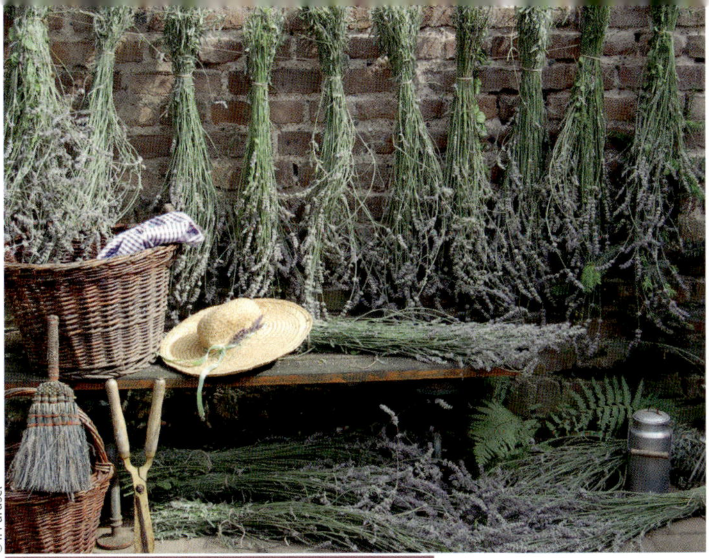

© I. Parusel

Lavendel verbreitet eine mediterrane Atmosphäre.

Tipp

Lavendelblüten können auch mit anderen beruhigenden Kräutern gemischt und als Tee verabreicht werden, z. B. Hopfen, Melisse und Johanniskraut. Kalte Kompressen aus einem Lavendelblüten-Aufguss sind gut gegen Kopfschmerzen.

Für die Hausapotheke

Lavendelblütentee

Zutaten:
1 TL getrocknete Lavendelblüten
1/8 l Wasser

Zubereitung: Lavendelblüten in eine Tasse geben, mit kochendem Wasser übergießen, 5–7 Minuten ziehen lassen und abseihen.

Anwendung: Der Tee beruhigt und hilft auch bei Durchfall wegen des hohen Gerbstoffgehalts. Es sollten nicht mehr als 2 Tassen am Tag getrunken werden.

Lavendelbad

Zutaten:
50 g Lavendelblüten
1 l Wasser

Zubereitung: Die Lavendelblüten mit kochendem Wasser übergießen und den Ansatz 10 Minuten ziehen lassen. Dann abseihen und dem warmen Vollbad zusetzen.

Anwendung: Das Bad wirkt ausgleichend, beruhigend und entspannend.

Fertigbadesätze gibt es auch in Apotheken, Drogerien und Naturkostläden.

Lavendelblüten-Hautöl

Zutaten:
2 Handvoll frische Lavendelblüten
250 ml Mandelöl oder Jojobaöl

Zubereitung: Die Lavendelblüten in eine saubere Glasflasche füllen. Das Öl über die Blüten gießen, bis alles bedeckt ist, und den Ansatz 14 Tage auf die warme Fensterbank stellen. Abseihen, die Blüten gut ausdrücken und das duftende Öl in dunkle Fläschchen füllen.

Anwendung: Lavendelblüten-Hautöl eignet sich zum Einreiben und hat eine entspannende Wirkung.

Tipp

Einfacher geht die Herstellung von Lavendelblüten-Hautöl, wenn man ätherisches Lavendelöl verwendet (in Drogerien und Naturkostläden erhältlich). Als Basisöl dient wieder Jojoba- oder Weizenkeimöl. Auf 100 ml gibt man 30 Tropfen ätherisches Lavendelöl, schüttelt die Flasche und kann das entspannende Hautpflegemittel sofort verwenden.

Lavendelblüten-Tinktur

Zutaten:
2 Handvoll frische Lavendelblüten
Korn oder Obstler

Zubereitung: Lavendelblüten in ein helles Schraubglas füllen. Mit klarem Kornschnaps oder Obstschnaps bedecken. 2 Wochen auf die warme Fensterbank stellen, ab und zu schütteln. Danach abfiltern, in kleine Fläschchen füllen und beschriften.

Anwendung: Diese Tinktur kann auch innerlich verwendet werden, da sie mit trinkbarem Alkohol angesetzt ist. Äußerlich eignet sie sich bei Muskelverspannung und rheumatischen Beschwerden.

Schlafkissen mit Lavendelblüten

Anleitung: Aus hübschem Baumwollstoff kleine Kissenhüllen nähen (15 x 15 cm), mit dünner Verbandswatte polstern und in die Mitte je 20 g getrocknete Kräuter füllen, z. B. Lavendel, Hopfen und Melisse, dann das Kissen zunähen.

Anwendung: Das Duftkissen abends auf den Oberkörper oder unter den Kopf legen.
Die Körperwärme aktiviert die Heilstoffe und beim Einatmen wirken diese schlaffördernd.

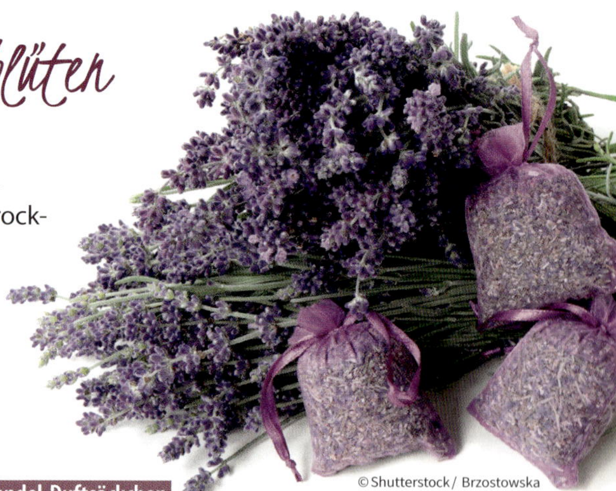

Lavendel-Duftsäckchen sind ein schönes Geschenk.

Melisse *(Melissa officinalis)* – **gut für den Schlaf**

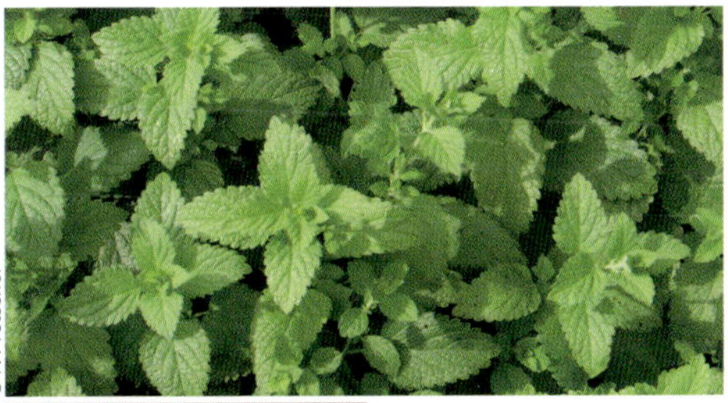

© P. Pretscher

Melisse – gut für die Seele.

Schon der griechische Arzt Hippokrates hat Melisse zu Heilzwecken empfohlen, und in den mittelalterlichen Klostergärten durfte die Pflanze nicht fehlen.
Die Melisse wird wegen ihres Zitronenaromas auch Zitronenmelisse genannt. Sie gehört zur Familie der Lippenblütler. Das ausdauernde, mehrjährige Kraut stammt aus dem Mittelmeerraum und ist bei uns wild wachsend nicht anzutreffen.
Zitronenmelisse kann jedoch leicht im Garten kultiviert werden, sie liebt humushaltigen Boden. Die winterharte Pflanze wird bis zu einen Meter hoch und bildet im Juli/August weißlich gelbe Blüten. In den Blättern der Pflanze sind winzige Öldrüsen, aus denen der zitronenähnliche Duft entströmt. Die Melisse gehört zu den „Blattduftern" und ist eine „Bienenweide".

Inhaltsstoffe

Ätherische Öle, Gerbstoffe, Bitterstoffe, Flavonoide und Mineralstoffe.

Wirkung und Verwendung

Die gesamten Pflanzeninhaltsstoffe machen die Melisse zu einer altbewährten Heilpflanze; sie hilft bei Schlafstörungen, Unruhe und Nervosität. Es handelt sich um eine mild wirkende Heilpflanze, die auch für einen längeren Gebrauch geeignet ist. Melissentee hat neben der beruhigenden auch eine krampflösende Wirkung bei Magen- und Darm-Beschwerden.
Das ätherische Öl der Melisse ist Bestandteil verschiedener Fertigarzneimittel, z. B. des „Melissengeistes", der zum Einnehmen und Einreiben empfohlen wird. Man sollte dabei beachten, dass es sich hier um ein hochprozentiges Destillat aus Melisse und anderen Heilpflanzen handelt, das wegen des sehr hohen Alkoholgehalts (über 70 %) nur mit entsprechender Vorsicht zu verwenden ist!

Ernte

Frische Melissenblätter werden vom Frühling bis zum Herbst laufend geerntet und den Speisen beigegeben, man sollte das Kraut aber niemals mitkochen. Häufiges Schneiden dankt die Melisse mit üppigem Wachstum.

Tipps zum Trocknen

Die Melisse an einem trockenen, sonnigen Tag kurz vor der Blüte schneiden. Die Blätter nicht waschen, sonst schimmeln sie leicht. Die Blätter vom Stängel zupfen und locker auf eine Darre legen. Wer keine Darre hat, kann ganz einfach eine alte Holzschublade mit einem sauberen Geschirrtuch oder einer dünnen Stoffwindel mit Reißzwecken bespannen. Dann die Melissenblätter locker auflegen und in einen luftigen Raum mit gekipptem Fenster stellen. Die Blätter einmal täglich wenden und nach 4–5 Tagen, wenn sie beim Angreifen rascheln, in gut verschließbare Gefäße (Dosen oder Gläser) füllen, damit das Teearoma erhalten bleibt.

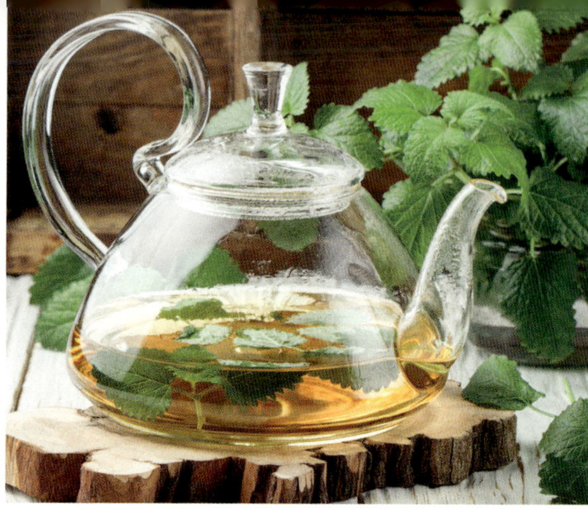

Melissentee ist schnell zubereitet und schmeckt erfrischend.

Melissentee

Zutaten:
1/4 l Wasser
2–3 TL getrocknete Melissenblätter
Honig, nach Belieben

Zubereitung: Das Wasser zum Kochen bringen und damit die Melisse übergießen. Den Ansatz 10 Minuten zugedeckt ziehen lassen, danach abgießen. Den Tee warm trinken, nach Belieben mit Honig gesüßt.

Anwendung: Dreimal täglich 1 Tasse trinken. Die letzte Tasse eine halbe Stunde vor dem Schlafengehen. Um eine Wirkung bei Schlafstörungen zu erzielen, sollte eine Melissentee-Kur über einen längeren Zeitraum durchgeführt werden. Der Aufguss wird dabei höher dosiert, als normalerweise üblich ist.

Melissenbad

Zutaten:
50 g getrocknete Melissenblätter
1 l Wasser

Zubereitung: Die getrockneten Melissenblätter mit dem Wasser übergießen und im Kochtopf zum Sieden bringen. Alles 10 Minuten ziehen lassen und abseihen.

Anwendung: Diesen Aufguss dem Vollbad zugeben. Dieser Badezusatz beruhigt und entspannt. Fertige Melissenbäder sind auch im Handel erhältlich.

Melisse-Weißdorn-Wein

Zutaten:
2 Handvoll Melissenblätter
2 Handvoll Weißdornblüten
1 Fl Weißwein

Zubereitung: Die Blätter und Blüten in ein Glasgefäß geben und mit dem Wein übergießen. Den Ansatz ab und zu schütteln. Nach etwa 5 Tagen abseihen, in eine Flasche füllen und kühl aufbewahren.

Anwendung: Nach Bedarf 1 Likörglas voll trinken. Weißdorn hat eine herzstärkende Wirkung, Melisse beruhigt. Beachten Sie aber den Alkoholgehalt!

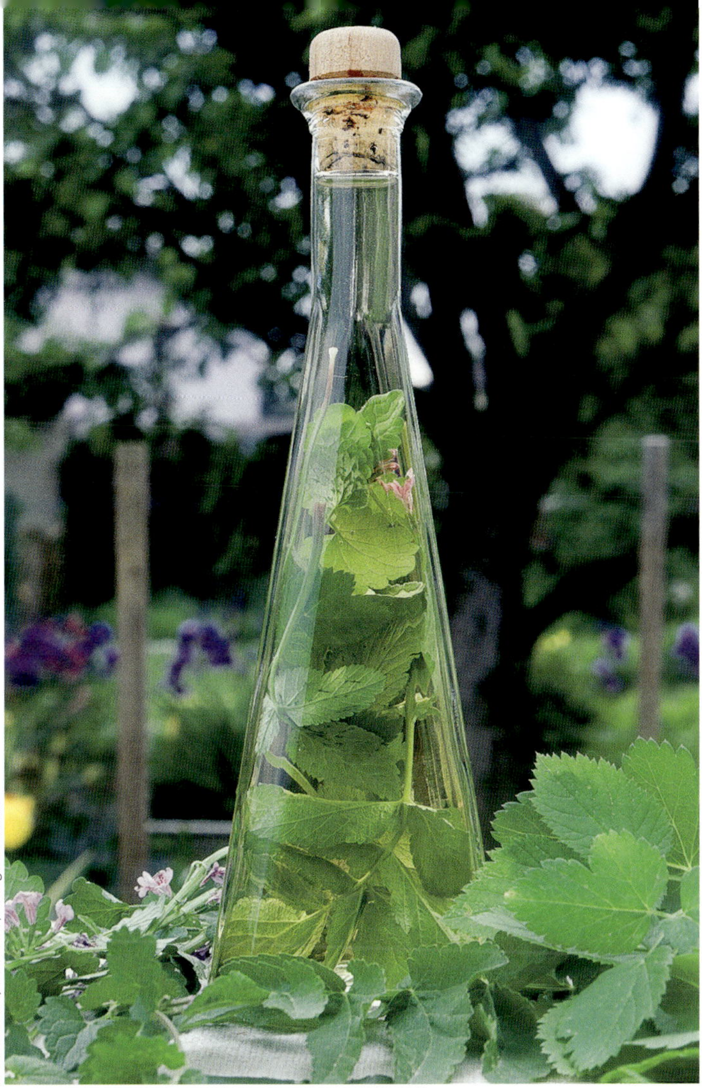

© Thinschmidt, D. Böswirth/www.gartenfoto.at

Melissenlikör ist sehr bekömmlich für den Magen.

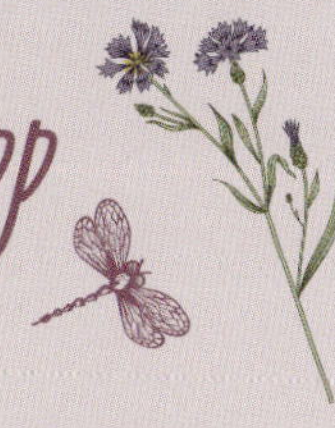

Tipp

In der Küche ist die Melisse wegen ihres erfrischenden Zitronenaromas ein beliebtes Gewürz für Salatmarinaden, Tomatengerichte. Quark, Frischkäse, Fisch, Kräuterbutter, Würzessig und Erfrischungsgetränke. Melissenextrakt hilft gegen Lippenbläschen *(Herpes simplex)*. In Apotheken als Salbe erhältlich.

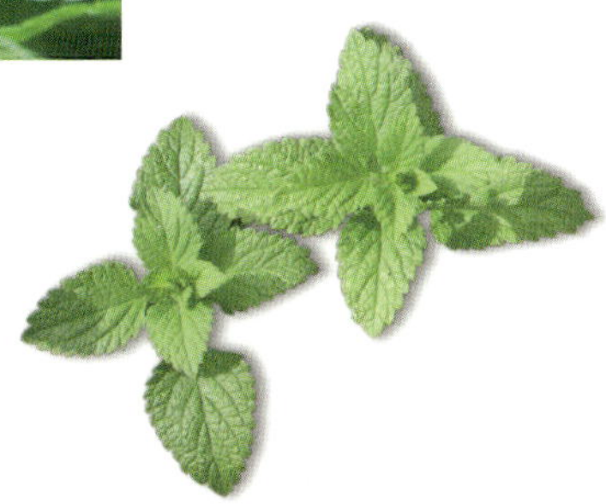

Melissen-Minze-Likör

Zutaten:
1 Handvoll frische Melissenblätter
3 Stängel Pfefferminze
3/4 l 38%iger Korn
150 g brauner Kandis

Zubereitung: Alle Zutaten in eine weithalsige Flasche geben, verschließen und auf die warme Fensterbank stellen. Täglich schütteln, nach 3 Wochen abseihen. Den Likör in Flaschen füllen und 4 Monate im Keller ruhen lassen. Kalt servieren.

Anwendung: Nach Bedarf ein Likörgläschen voll trinken. Melissen-Minze-Likör hat eine verdauungsfördernde und magenstärkende Wirkung. Beachten Sie aber den Alkoholgehalt.

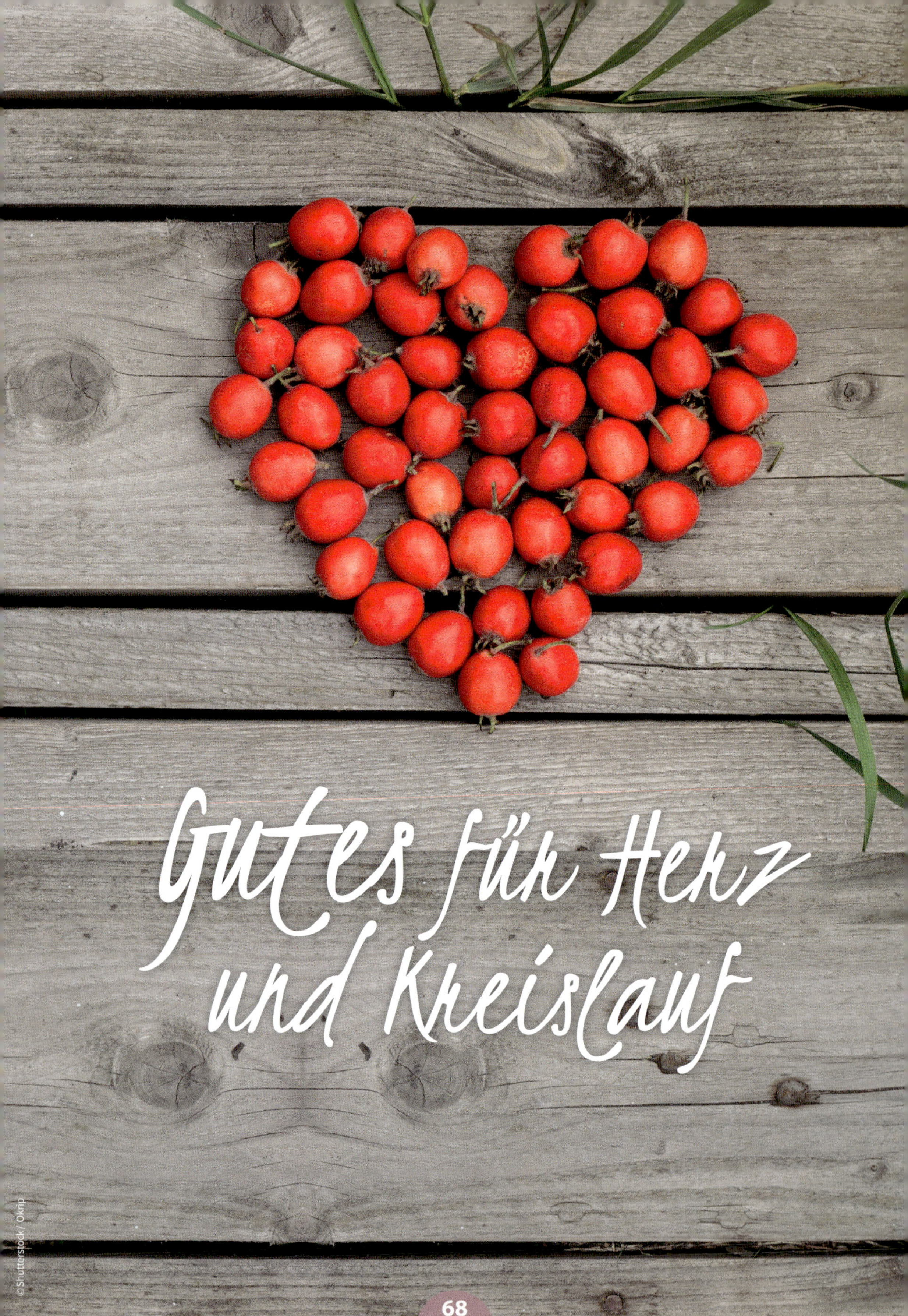

Gutes für Herz und Kreislauf

Herzgespann
(Leonurus cardiaca) –
das Herzgold

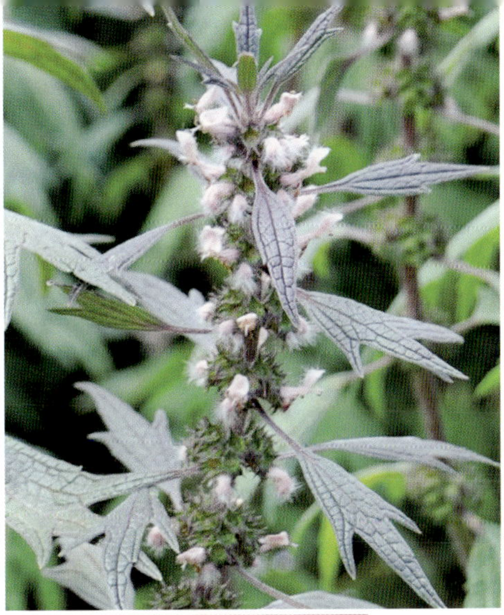

Herzgespann blüht von Juni bis August.

Herzgespann ist eine fast vergessene Heilpflanze. In alten Zeiten wuchs die Pflanze nahezu in jedem Bauerngarten. Die Bäuerin verwendete gern den Herz-gespanntee in der Familie als Hausmittel gegen nervöse Unruhe und Herzklopfen. Im Volksmund heißt das Kraut auch „Herzgold" oder „Löwenschwanz".
Herzgespann ist mehrjährig, gehört zu den Lippenblütlern und wird bis zu 1,20 Meter hoch. Die Pflanze bevorzugt die Nähe menschlicher Behausungen, wächst gern an Zäunen, Wegrändern und alten Dorfstraßen. Herzgespann ist geschützt, da es in der Natur nur noch selten vorkommt. Sehr leicht lässt sich Herzgespann jedoch im Garten kultivieren, und das lohnt sich auch dann, wenn man die Pflanze nicht medizinisch nutzt.
Die Pflanze ist anspruchslos und liebt einen sonnigen Standort. Sie blüht fast den ganzen Sommer, und im Herbst kann man sie durch Wurzelstockteilung leicht vermehren. Ihre weiß-rosa gefärbten Blüten ziehen Hummeln und Bienen magisch an, und es ist eine Augenweide, die Insekten beim Nektarsammeln zu beobachten.

> „Es gibt kein besseres Kraut,
> um die melancholischen Gedanken
> des Herzens zu zerstreuen und das Herz zu stärken."
> **(Aus einem alten Kräuterbuch)**

Inhaltsstoffe
Ätherische Öle, Gerbstoffe, Flavonoide, Bitterstoffe, Glykoside und Alkaloide.

Wirkung und Verwendung
Die Heilpflanze wirkt beruhigend, herzstärkend, krampflösend und blutdrucksenkend. Früher wurde der Tee auch bei Wechseljahresbeschwerden, Magenkrämpfen und Blähungen getrunken. In der Schwangerschaft darf Herzgespann nicht angewandt werden, da es zu Uteruskontraktion kommen kann.
Herzgespann darf nicht überdosiert werden, denn auch hier gilt der Grundsatz: „Die Dosis ist entscheidend, ob etwas Heilmittel oder Gift ist."

Ernte
Die oberen Pflanzenteile zur Blütezeit von Juni bis August ernten, bündeln und an einem luftigen, schattigen Ort aufbewahren. Danach die Blüten und Blätter abstreifen und in Behältern dunkel aufbewahren.

Tipp

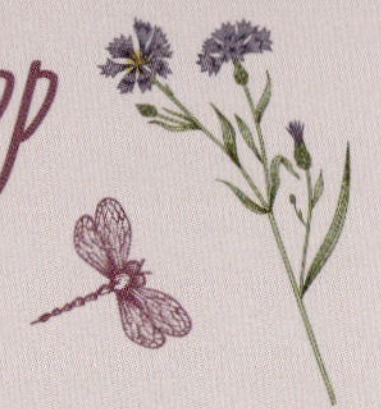

Herzgespann kann auch gut mit Melisse, Johanniskraut oder Baldrian und Weißdorn kombiniert werden, entsprechende Teemischungen können in Absprache mit dem Arzt individuell in Apotheken zusammengestellt werden.

Herzgespanntee

Zutaten:
1/4 l Wasser
2 TL getrocknetes Herzgespannkraut

Zubereitung: Das Wasser zum Kochen bringen und das Kraut damit übergießen. 10 Minuten ziehen lassen und abseihen.

Anwendung: Bei Bedarf kurmäßig 3 Wochen lang 2–3 Tassen pro Tag trinken.

Herzgespanntinktur

Zutaten:
50 g Blüten und Blätter von Herzgespann
¼ l 38%iger Korn

Zubereitung: In eine saubere Weithalsflasche Kraut und Korn füllen, 10 Tage stehen lassen, gelegentlich schütteln, dann abseihen und in kleine Flaschen umfüllen.

Anwendung: Kurmäßig 3 Wochen lang 1–2 TL pro Tag einnehmen, dabei den Alkoholgehalt beachten.

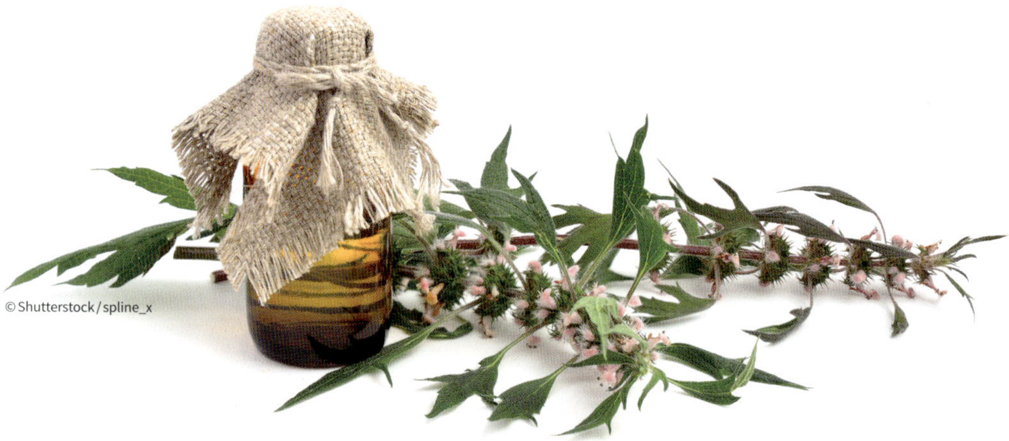

Rosmarin *(Rosmarinus officinalis)* – **ein Muntermacher**

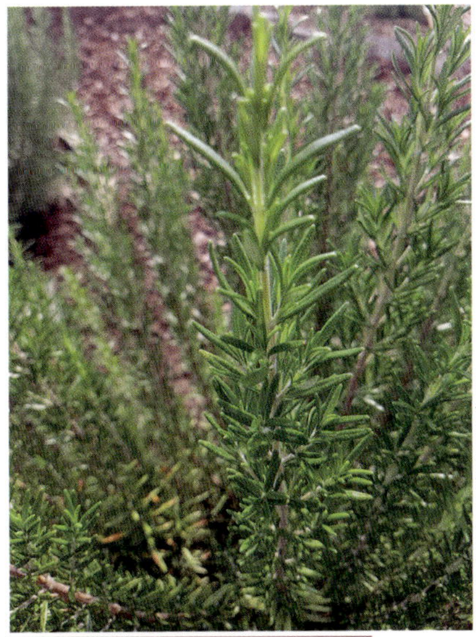

Bei häufigem Schnitt sollte Rosmarin ausreichend gedüngt werden.

Rosmarin ist die geeignete Pflanze für alle, die leicht frösteln, einen niedrigen Blutdruck haben oder sich erschöpft fühlen. „Tau des Meeres" nannte man ihn in der Antike, *„ros"* (lateinisch für Tau) und *mare* (lateinisch für Meer).
Rosmarin ist ein Lippenblütler, seine Heimat ist der Mittelmeerraum, dort gedeiht er wild wachsend an trockenen Hängen in der Felsenlandschaft. Da die Pflanze nicht winterhart ist, gelingt es selten, den Halbstrauch langfristig im Garten anzubauen, es sei denn, die Lage des Gartens ist sehr geschützt. Rosmarin gedeiht gut als Topfpflanze auf dem Balkon oder auf der Terrasse und wirkt dort sehr dekorativ. Zum Überwintern stellt man die Pflanze an einen kühlen hellen Platz ins Haus und gießt nur mäßig.

Eine alte Kultur- und Heilpflanze

Im Altertum hatte Rosmarin eine besondere kultische Bedeutung. Zusammen mit Lorbeer und Myrte wurde er in Siegeskränze geflochten. Rosmarin galt auch als Symbolpflanze für Liebe und Unsterblichkeit. An entscheidenden Lebensstationen von der Wiege bis zur Bahre spielt Rosmarin im überlieferten Volksbrauchtum eine große Rolle. So war Rosmarin lange Zeit, bevor die Myrte populär wurde, die bekannteste und beliebteste Hochzeitspflanze. Mit einem Rosmarinkranz geschmückt, trat die Braut vor den Traualtar. Der Bräutigam trug einen Rosmarinzweig im linken Rockrevers (Herzseite), der nach der Hochzeit in die Erde gesetzt wurde. Sein Gedeihen wurde als „Eheorakel" gedeutet. Heutzutage ist Rosmarin ein beliebtes Gewürz, besonders in der mediterranen Küche, man kann damit beim Kochen herrliche Akzente setzen, allerdings sollte Rosmarin sparsam dosiert werden.

Inhaltsstoffe

Ätherische Öle, mit Rosmarinkampfer. Weitere Inhaltsstoffe sind Gerbstoffe, Bitterstoffe, Flavonoide und Harze.

Wirkung und Verwendung

Rosmarin wirkt tonisierend auf das Herz-Kreislauf-System, hilft bei Erschöpfungszuständen und vor allem bei niedrigem Blutdruck. Äußerlich kann Rosmarintinktur aber auch bei rheumatischen Beschwerden verwendet werden, sie hat eine durchblutungsfördernde Wirkung. Selbstverständlich sollte bei einer gezielten Anwendung vorher immer der Arzt um Rat gefragt werden!

Ernte

Es kann fast ganzjährig geerntet werden. Einige Zweige abschneiden und schnell trocknen. Die Blättchen erst vor Gebrauch abstreifen.

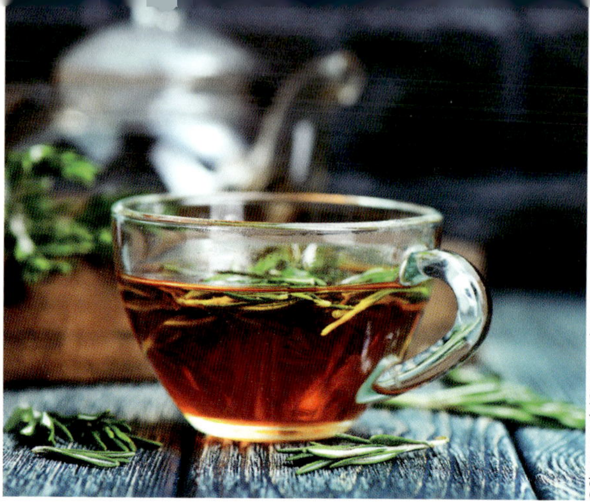

© Shutterstock / Gayvoronskaya_Yana

Rosmarintee

Zutaten:
1/4 l Wasser
1 TL Rosmarinblätter

Zubereitung: Das Wasser zum Kochen bringen und damit die Rosmarinblätter überbrühen. 10 Minuten zugedeckt ziehen lassen.

Anwendung: Gegen Erschöpfungszustände und niedrigen Blutdruck jeweils morgens und nachmittags eine Tasse Rosmarintee trinken, jedoch nicht während einer Schwangerschaft anwenden! Der Tee kann auch anstelle von Kaffee getrunken werden.

Rosmarinbad

Zutaten:
50 g getrocknete Rosmarinblätter
1 l Wasser

Zubereitung: Die getrockneten Rosmarinblätter mit dem Wasser zum Sieden bringen und 30 Minuten ziehen lassen. Anschließend abseihen.

Anwendung: Bei Bedarf dem Badewasser zusetzen. Rosmarinbäder aktivieren den Kreislauf und machen munter, darum sollten sie nicht vor dem Schlafengehen genommen werden. Fertige Badeextrakte sind auch in Apotheken, Reformhäusern und Drogerien erhältlich.

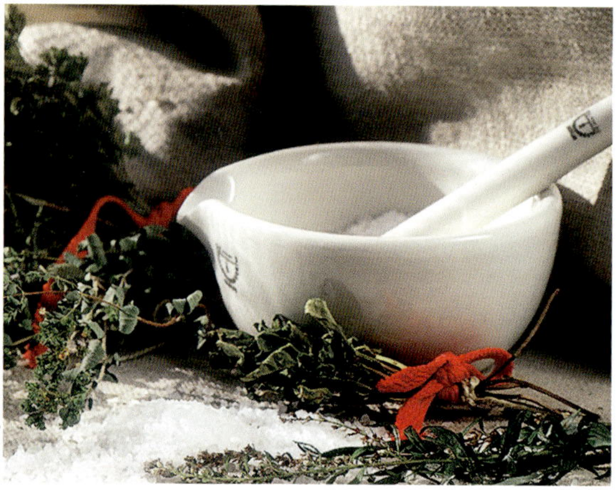

© www.gartenfoto.at

Meersalz vermischt mit Rosmarin kann in Stoffbeutel gefüllt und ins Badewasser gehängt werden.

Rosmarintinktur

Zutaten:
50 g getrocknete Rosmarinblätter
(auch in Apotheken erhältlich)
1/4 l Franzbranntwein

Zubereitung: Die getrockneten Rosmarinblätter in eine Flasche geben und mit Franzbranntwein auffüllen. Die Flasche 3 Wochen auf die Fensterbank stellen und täglich einmal schütteln. Danach die Flüssigkeit abseihen und filtrieren.

Tipp

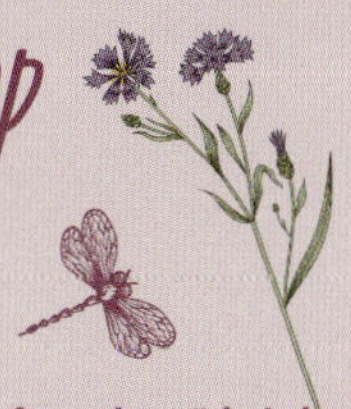

Rosmarinduft weckt müde Lebensgeister im Winter! Dazu den im Haus stehenden Rosmarinstrauch ab und zu berühren, dann verströmt er seinen Duft. Oder ein Duftlämpchen aufstellen und einige Tropfen Rosmarinöl hineinträufeln.

Anwendung: Ein bewährtes Hausmittel zur äußeren Anwendung bei rheumatischen Beschwerden und zur Durchblutungsförderung. Nicht zum Einnehmen geeignet!

Rosmarinwein

Zutaten:
2 EL getrocknete Rosmarinblätter
1 Fl Weißwein

Zubereitung: Die Rosmarinblätter in eine Flasche mit gutem Weißwein geben und auf eine warme Fensterbank stellen. Nach 5–6 Tagen die Flüssigkeit abseihen und den Wein kühl stellen.

Anwendung: Rosmarinwein regt den Kreislauf und die Durchblutung an, er stärkt und erwärmt von innen. Dazu sollte man jeweils ein Likörglas trinken. Allerdings ist der Alkoholgehalt zu beachten!

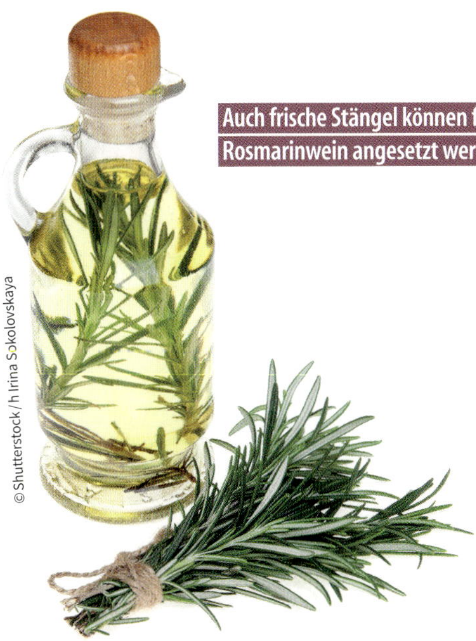

Auch frische Stängel können für den Rosmarinwein angesetzt werden.

Weißdorn *(Crataegus monogyna, C. laevigata)* – **stärkt das Herz**

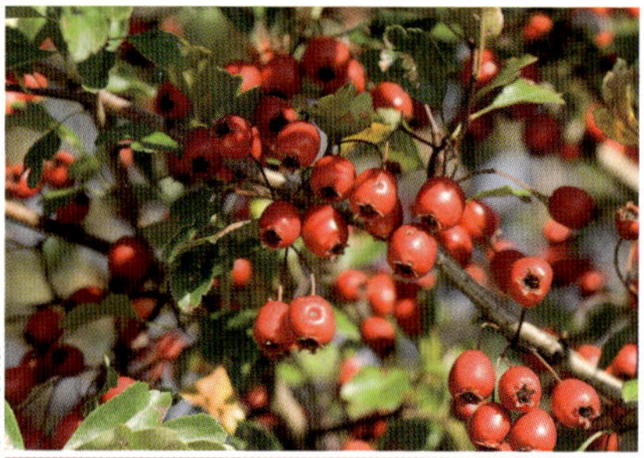

© F. Hecker

Weißdorn – Wildobst mit heilenden Früchten.

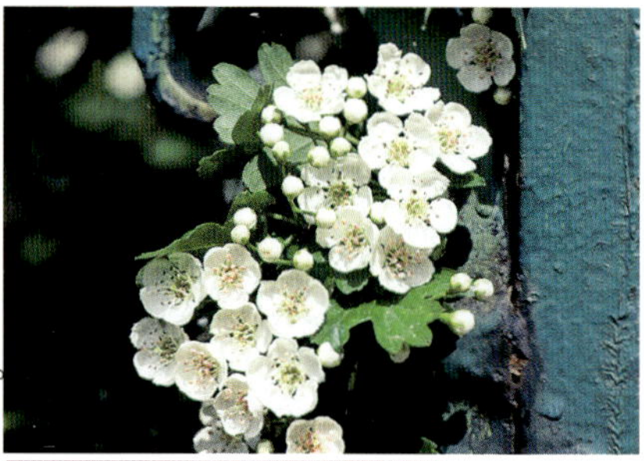

©www.gartenfoto.at

Weißdorn ist im Frühjahr übersät mit weißen Blüten und weithin sichtbar.

Seit dem Mittelalter findet Weißdorn in der Volksmedizin Verwendung. Der Strauch mit seinen spitzen Dornen gehört zur Familie der Rosengewächse, wir finden ihn wild wachsend in der Feldflur oder am Waldrand. Die volkstümliche Bezeichnung „Hagedorn“ deutet darauf hin, dass er früher zum Einzäunen von Weiden und Gehöften verwendet wurde. Weißdorn kommt in mehreren Arten vor, neben dem Eingriffligen *(C. monogyna)* gibt es auch noch den Zweigriffligen *(C. laevigata);* -beide werden medizinisch genutzt. Die prächtig weißen Blüten und die Dornen geben der Pflanze den Namen. Im Frühjahr bieten die nektarreichen Blüten Nahrung für Wildbienen und Schmetterlinge. Bevor der Weißdorn blüht, erscheinen die dreilappigen, dunkelgrünen Blätter. Im Herbst zieren leuchtend rote Früchte den Strauch, sie sind mehlig und schmecken säuerlich herb.

Inhaltsstoffe

Flavonoide, Amine, Gerbstoffe, Vitamine, Mineralstoffe, ätherische Öle, organische Säuren und Pektin. Die Gesamtheit aller Inhaltsstoffe, die sich gegenseitig ergänzen, macht die positive Wirkung der Pflanze aus.

Wirkung und Verwendung

Weißdorn, ein sanftes Heilmittel, wird bei verschiedenen Herz-Kreislauf-Erkrankungen eingesetzt. Im Vordergrund steht die günstige Wirkung bei Altersherzbeschwerden, Abnutzungserscheinungen und Coronarerkrankung. Weißdorn belebt, unterstützt den Herzmuskel, fördert die Durchblutung und entkrampft. Weißdorn eignet sich als Langzeitmittel in Form von Tee oder als Fertigpräparat (Apotheke oder Naturkostladen); dies sollte aber in Absprache mit dem Arzt erfolgen.

Ernte

Im Mai/Juni, wenn der Strauch in voller Blüte steht, ist es Zeit zum Pflücken von Blüten und Blättern. Sie werden schonend getrocknet und in gut verschließbaren Gefäßen dunkel aufbewahrt. Da die Wirksamkeit mit der Zeit nachlässt, sollte das Trockengut innerhalb eines Jahres verbraucht werden. Die roten Steinfrüchte pflückt man, wenn sie reif sind, von August bis Oktober. Sie schmecken säuerlich, herb-süß und haben ein mehliges Fruchtfleisch. Man kann daraus Marmelade und Likör herstellen und sie lassen sich gut mit anderen Früchten kombinieren. Die Früchte sind außerdem eine begehrte Vogelnahrung. Aus den stacheligen, biegsamen Zweigen des Weißdorns formte man früher einen Bogen oder Kranz *(lat. coronar),* durch den der Kranke kriechen musste, um seine Krankheit abzustreifen, eine „Rosskur“, die heute sicher niemand machen möchte. Dem Weißdorn traute man auch schützende Eigenschaften zu, deshalb wurden früher Weißdornzweige über die Stalltüren gehängt, um Krankheiten von den Tieren fernzuhalten.

Tipp

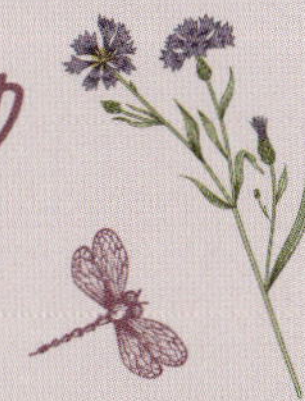

Weißdornmus pur schmeckt herb, es lässt sich aber auch gut mit anderen Früchten kombinieren und z. B. mit Äpfeln, Quitten, Holunder, Eberesche und Schlehen zu Marmelade und Konfekt verarbeiten.

Weißdorntee

Zutaten:
2 TL getrocknete Weißdornblüten und -blätter
1/4 l Wasser
Honig nach Belieben

Zubereitung: Die Teemischung in eine Tasse geben und mit kochendem Wasser überbrühen. 15 Minuten ziehen lassen, abseihen und nach Belieben mit Honig süßen.

Anwendung: Morgens und abends 1 Tasse Tee trinken. Der Tee wirkt aber nur langfristig, deshalb mindestens 6–8 Wochen eine Teekur durchführen. Weißdorn hat keine Nebenwirkungen.

Weißdornblüten-Honig

Zutaten:
1 Handvoll frische Weißdornblüten
500 g Honig
1/2 Zimtstange
2 Gewürznelken

Zubereitung: Die frischen Weißdornblüten in ein Schraubglas geben. Den Honig einfüllen und die Gewürze zugeben. Gut umrühren und das Glas verschließen. 3–4 Wochen an einen warmen Platz stellen. Den Honig im Wasserbad vorsichtig erwärmen, bis er flüssig wird, dann durch ein Sieb filtrieren.

Anwendung: Weißdornblüten-Honig hat eine herzstärkende Wirkung und duftet sehr aromatisch.

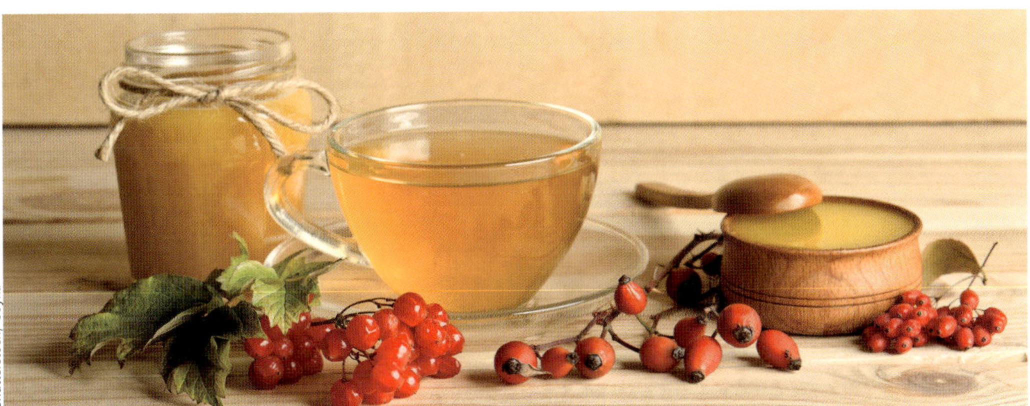

Weißdornblüten-Honig ist zum Süßen von Tee geeignet.

Weißdorn-Melissen-Wein

Zutaten:
1 Handvoll frisch gepflückte Weißdornblüten
1 Sträußchen Melisse
3/4 l Weißwein

Zubereitung: Die Weißdornblüten und abgezupften Melissenblätter in eine weithalsige Flasche geben. Den Wein über die Blüten und Blätter gießen, sodass alles bedeckt ist. Die Flasche verschließen, auf die Fensterbank stellen und täglich einmal schütteln. Nach 10 Tagen den Wein abseihen, in saubere Flaschen füllen und kühl stellen.

Anwendung: Von diesem „Herzwein" täglich kurmäßig 1–2 Likörgläser trinken. Beachten Sie den Alkoholgehalt!

Weißdornbeerenmus

Zutaten:
1 kg reife Weißdornbeeren
Wasser

Zubereitung: Die gut ausgereiften roten Beeren verlesen, waschen, in einen Topf geben und mit Wasser bedecken. Die Beeren 10 Minuten kochen, bis sie weich sind. Die gekochten Beeren durch ein Sieb streichen, die kleinen Steine entfernen.

Anwendung: Das Beerenmus ist magenstärkend. Da die Fruchtausbeute wegen der großen Kerne sehr gering ist, mischt man das Mus mit anderen Früchten, z. B. Apfel, Quitten oder Holunder. Das gibt einen feinen abgerundeten Geschmack.

Weißdornfruchtelixier

Zutaten:
500 g Weißdornfrüchte
3/4l 38%iger Korn
4 Gewürznelken
150 g weißer Kandis (nach Geschmack)

Zubereitung: Die Beeren verlesen, waschen und in eine weithalsige Flasche füllen. Korn, Gewürznelken und Kandis zugeben und die Flasche verschließen. 6 Wochen an einem warmen Ort ziehen lassen und gelegentlich schütteln. Dann die Flüssigkeit abseihen und in saubere Flaschen füllen.

Anwendung: Täglich kurmäßig 1–2 Likörgläser trinken. Beachten Sie den Alkoholgehalt!

Wenn der Magen streikt und der Bauch zwickt

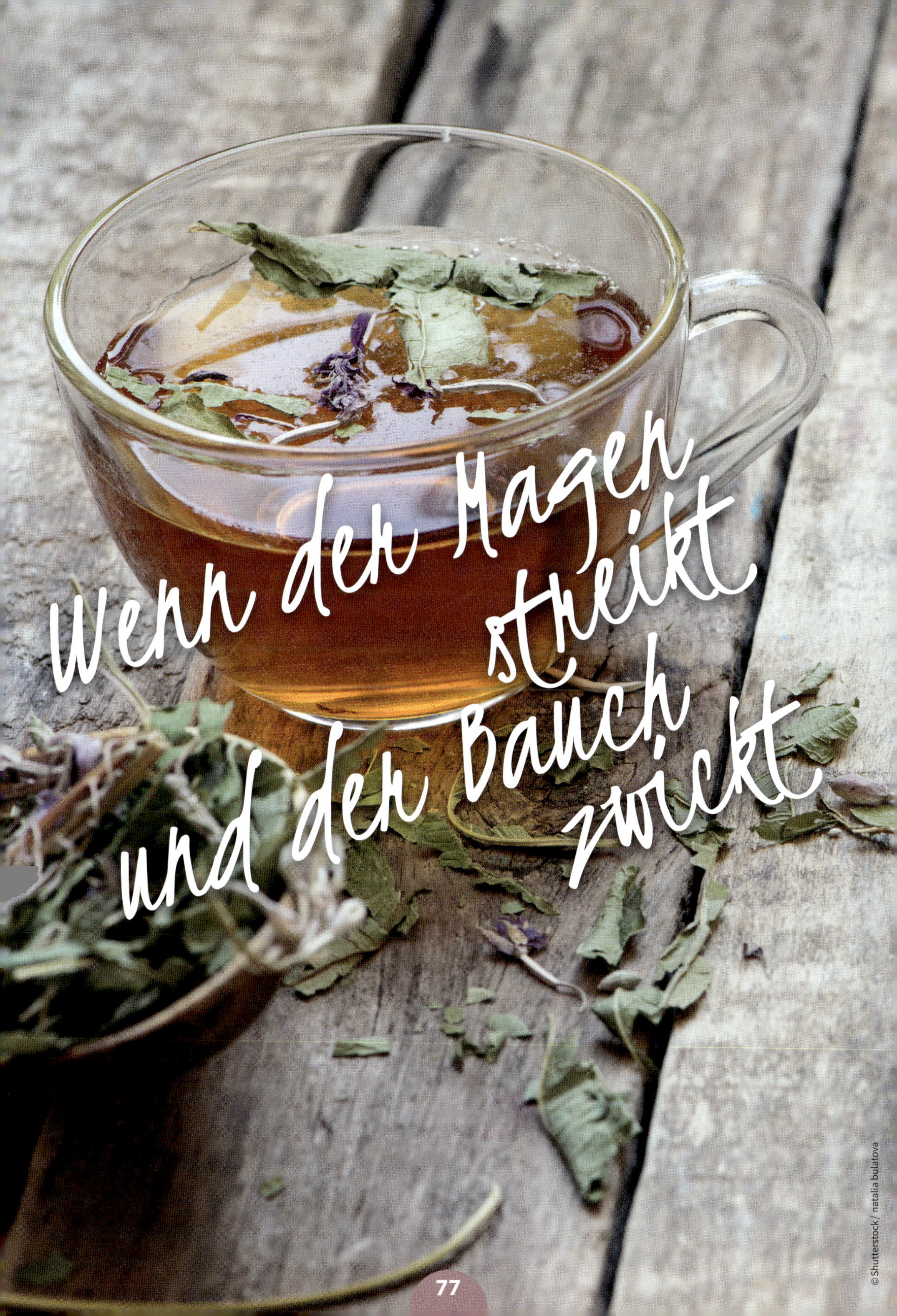

© Shutterstock / natalia bulatova

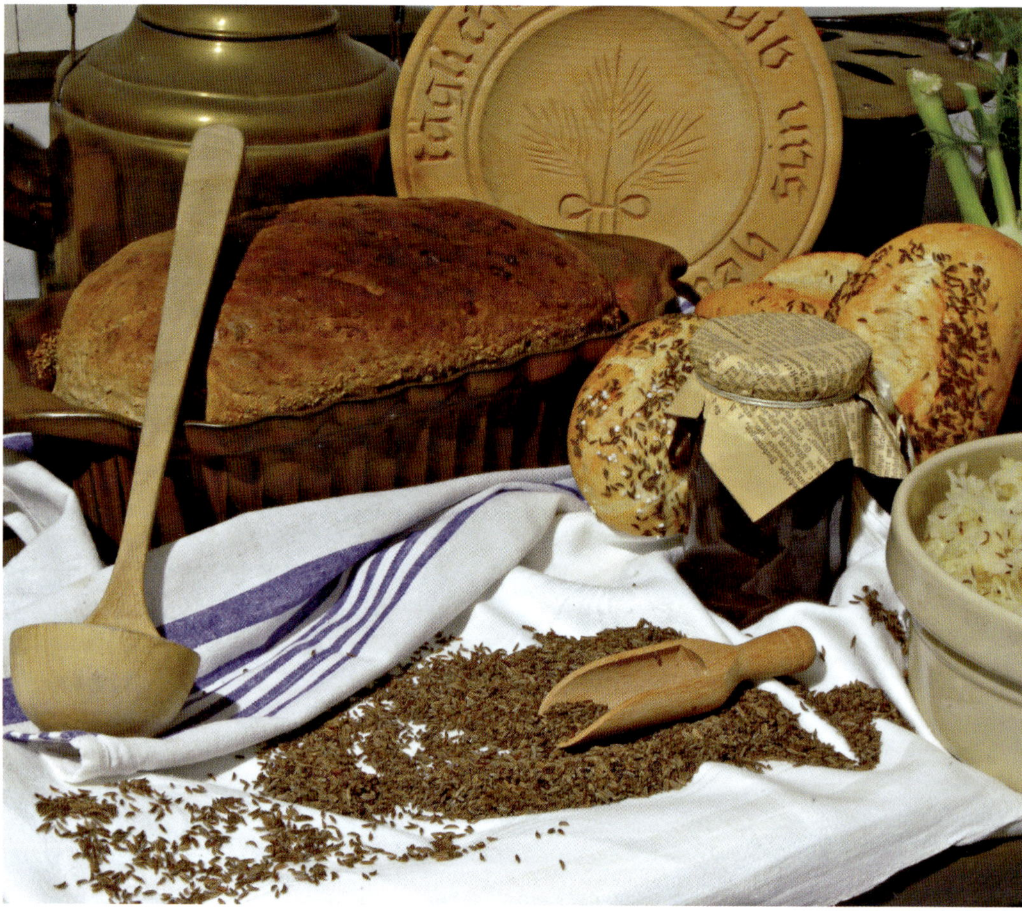

© Kümmelmuseum

Anis, Fenchel, Kümmel

Die drei verwandten Doldenblütler Anis, Fenchel und Kümmel sind Heilgewürze, deren Wirkstoffe sich gut ergänzen und seit Jahrhunderten nicht nur in der Bauernküche, sondern auch in der Hausapotheke ihren angestammten Platz haben. Sie verbessern die Verdaulichkeit der Speisen, stärken den Magen und regen die Gallensaftproduktion an. Der Tee aus den Samen von Anis und Fenchel half Kindern früher wie heute, wenn sie Blähungen hatten, und in der Kälberaufzucht kurierte die Bäuerin ihre Jungtiere mit Kümmeltee bei Darmkoliken.

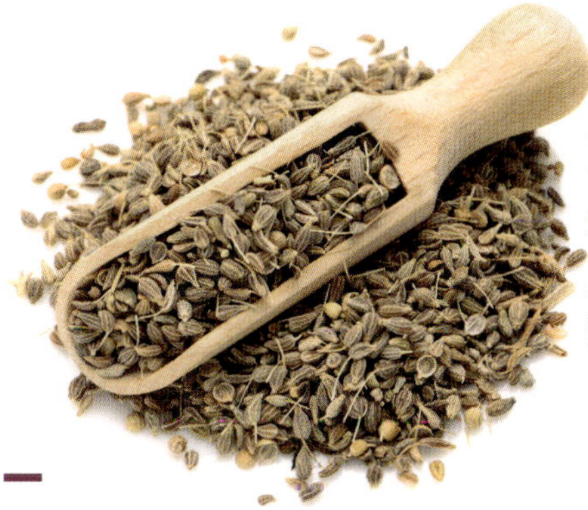
© Shutterstock / iprachenko

Anis *(Pimpinella anisum)* – altbekannt und bewährt

Alte Schriften zeugen davon, dass Anis schon vor 3 000 Jahren als Heil- und Würzpflanze bekannt war. Anis liebt Wärme, Sonne und einen kalkhaltigen Boden, darum wird er heute noch hauptsächlich im Mittelmeerraum kultiviert. Im Garten gedeiht die einjährige Pflanze nur an sehr sonnigen Plätzen. Da die Gefahr besteht, dass die Samen in unseren Breitengraden nicht richtig ausreifen, kann man sich die Arbeit sparen und den Samen in der Apotheke oder im Reformhaus kaufen.

Inhaltsstoffe

Der Anissamen enthält hauptsächlich ätherisches Öl, Flavonoide, Eiweiß und Zucker.

Wirkung und Verwendung

Bereits in der Antike wurde Anis medizinisch genutzt. Die Verwendung als Magen- und Hustenarznei stand dabei im Vordergrund. Anis wirkt aufgrund der ätherischen Öle verdauungsfördernd und krampflösend. Er verhindert Blähungen und Koliken, fördert die Gallensaftproduktion und macht schwere Speisen bekömmlicher. Bei Husten wirkt Anis reizlindernd und schleimlösend. Er stärkt Herz-Kreislauf-System und beruhigt die Nerven. Auch ist er gut für stillende Mütter, denn er regt die Milchbildung an.

Nach den Mahlzeiten einige geröstete Aniskörner gegessen, erfrischt den Atem und fördert die Verdauung. Anis hilft auch gegen Mundtrockenheit: Einige Körner kauen und 10 Minuten im Mund lassen, das fördert die Speichelsekretion.

Anis ist nicht nur wegen seiner Wirkung, sondern auch wegen seines süßen, aromatischen Geschmacks häufig Bestandteil von Husten- und Magenteemischungen. Schon die Ärzte des Mittelalters lobten Anis als wärmendes und verdauungsförderndes Gewürz.

> „Er öffnet, wärmet und stärket alle innerlichen Glieder."
> **(Aus einer Schrift von 1626)**

Brauchtum

Im Volksmund heißt Anis auch „Taubenanis". Diese Bezeichnung stammt daher, dass früher die Bauern den Taubenschlag mit Anis bestrichen, um gekaufte Tauben an den neuen Taubenschlag zu gewöhnen.

Anistee

Zutaten:
1 gehäufter TL Anissamen
1/4 l kochendes Wasser

Zubereitung: Den Anissamen in einem Mörser zerstoßen. Anschließend den Samen mit kochendem Wasser übergießen, 10 Minuten ziehen lassen und dann abseihen.

Anwendung: Gegen Husten drei- bis fünfmal täglich 1 Tasse Tee trinken, bei Bedarf mit Honig süßen. Gegen Blähungen wird der Tee ungesüßt getrunken. Der Tee eignet sich auch für kleine Kinder.

Teemischung gegen Blähungen

Zutaten:
10 g Anis (Samen)
10 g Fenchel (Samen)
10 g Kümmel (Samen)

mischt man zu gleichen Teilen *und zerstößt sie im Mörser.*

Anwendung: Dieser Tee wird wie Anistee dosiert und zubereitet. Eine Mischung von Anis mit Kümmel und Fenchel kann die Wirkung gegen Blähungen verstärken.

Anis-Heilgebäck

Zutaten:
125 g Zucker
2 Eier
150 g feines Weizenmehl
1–2 EL Anis (gemahlen)

Zubereitung: Zucker und Eier schaumig schlagen. Das Mehl und den gemahlenen Anis zugeben und alles zu einem glatten Teig verarbeiten. Den fertigen Teig 1 cm dick ausrollen und mit einem Glas kleine runde Plätzchen ausstechen. Über Nacht bei Zimmertemperatur antrocknen lassen. Anschließend auf dem Bachblech im vorgeheizten Ofen bei 150 °C hellgelb backen.
In früheren Zeiten wurden solche Gewürzplätzchen als „Heilgebäck" von Klöstern in der Weihnachtszeit an Pilger verteilt.

Anis-Schlehen-Likör

Zutaten:
300 g Schlehen (nach dem ersten Frost gepflückt)
40 g Anissamen
3/4 l 38%iger Korn
150 g brauner Kandis

Zubereitung: Die Schlehen waschen und mit einer Nadel anstechen. Die Anissamen im Mörser zerstoßen und mit den Schlehen, dem klaren Schnaps und dem Kandis in eine Weithalsflasche füllen. Den Ansatz 6 Wochen auf einer warmen Fensterbank stehen lassen, ab und zu schütteln. Nach 6 Wochen den fertigen Likör abseihen und in saubere Flaschen füllen.

Anwendung: Der Likör wirkt verdauungsfördernd. 1 kleines Likörglas voll davon nach den Mahlzeiten getrunken, nimmt das Völlegefühl nach schwerem Essen.

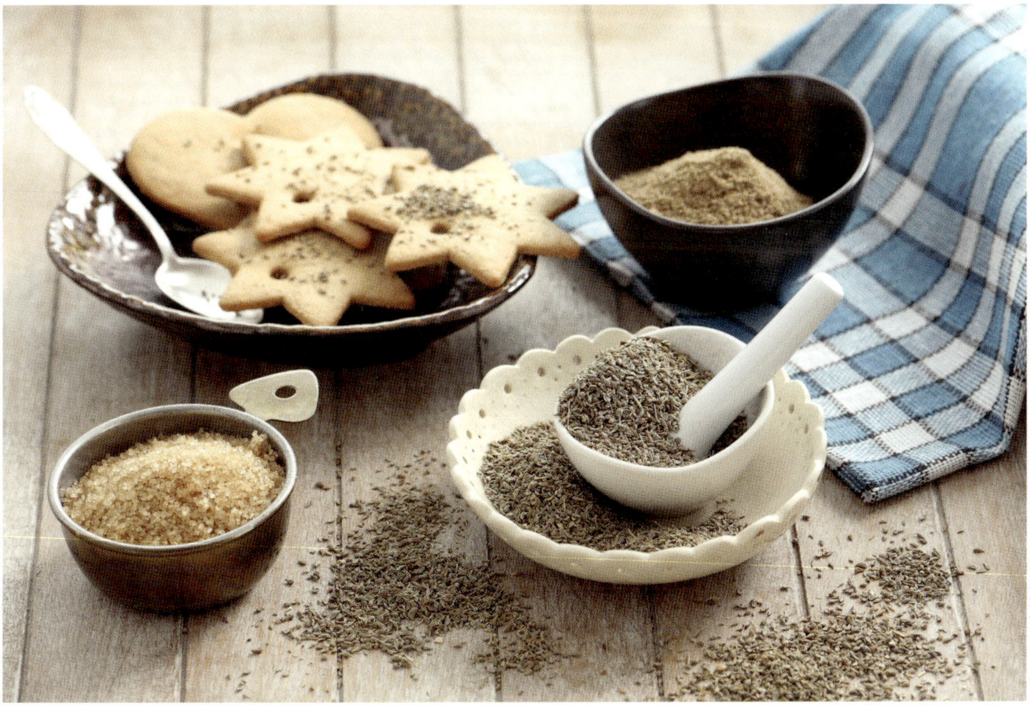

Anis ist ein historisches Backgewürz.

Beifuß *(Artemisia vulgaris)* – wilder Wermut

Beifuß spielte in der Mythologie eine ganz besondere Rolle; er gehörte zu den magischen Kräutern und sein Gattungs-name *Artemisia* leitet sich von der Muttergöttin Artemis ab, die als Geburtshelferin galt. Beifuß gehörte im Mittelalter zu den Marienkräutern und hat seinen Platz im geweihten Kräuterbüschel an Mariä Himmelfahrt. Beifuß-Räucherungen, wie sie heute noch teilweise auf Bauernhöfen üblich sind, sollen in den Raunächten Menschen und Vieh vor Krankheiten schützen, das Haus von alten Belastungen reinigen und damit Raum für Neues schaffen. Beifuß ist eine rustikale Wildpflanze, man findet sie auf Ödland und Schutthalden genauso wie am Dorfanger. Da er zur Familie der Korbblütler gehört, sollten Allergiker vorsichtig sein. Der Anbau im eigenen Garten lohnt sich kaum, da man den Beifuß in der freien Natur sammeln kann, möglichst an einem sauberen Standort und nicht am Straßenrand.

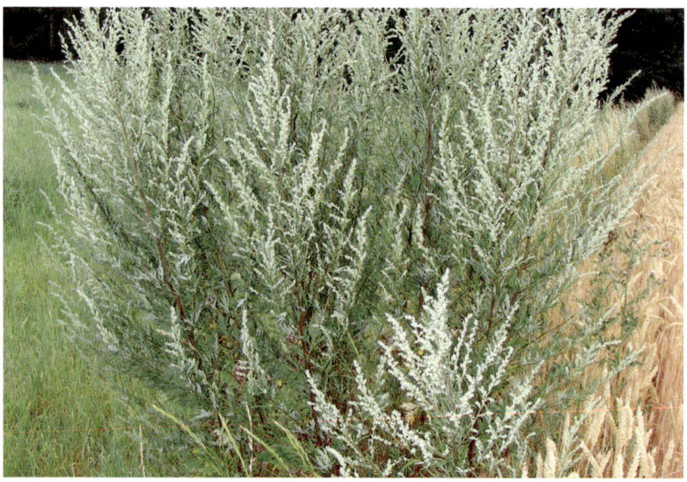

Beifuß trifft man häufig in der Natur.

Inhaltsstoffe
Ätherische Öle, Bitterstoffe, Gerbstoffe, Flavonoide und Vitamine.

Wirkung und Verwendung
Beifuß fördert die Fettverdauung und ist das klassische Gänsebratengewürz. Im Volksmund heißt er deshalb „Gänsekraut".

„Damit man Fett gut verdaut, schenkt uns Gott das Beifußkraut."
(Aus einem alten Kochbuch)

Beifuß wird als „wilder Bruder" des Wermuts bezeichnet, denn beide gehören zur Gattung *Artemisia*. Wermut *(Artemisia absinthium)* ist sehr bitter und wird hauptsächlich für medizinische Zwecke genutzt. Beifuß hingegen ist milder und kann als Heilmittel oder Gewürz verwendet werden. Seine Inhaltsstoffe haben insgesamt eine sehr positive Wirkung auf den Magen-Darm-Bereich, erhöhen die Gallensaftproduktion und verbessern die Fettverdauung. Hinzu kommt, dass Beifußtee bei Magen-Darm-Störungen (z. B. bei Durchfall) eine desinfizierende und reinigende Wirkung hat. Bei länger andauernden Beschwerden sollte allerdings der Arzt zurate gezogen werden.

Ernte
In der Zeit von Juli bis September blüht der Beifuß, dann werden die oberen Pflanzenteile mit den Blütenrispen abgeschnitten, gebunden und zum Trocknen aufgehängt. Später kann man Blüten und Blätter vom Stängel abstreifen und als Gewürz oder als Tee verwenden.

Für die Hausapotheke

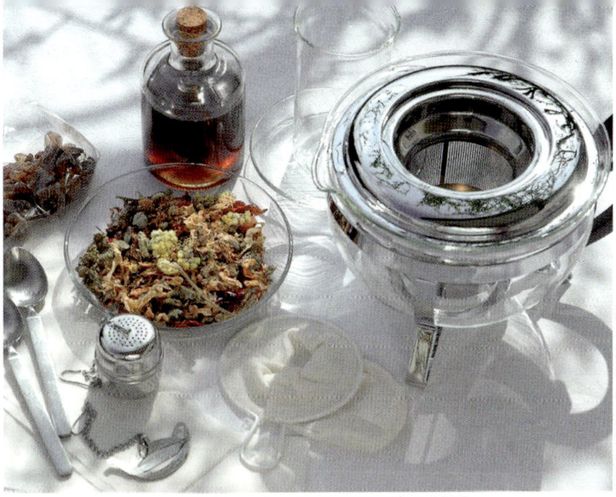
© Graphit Stadler & Winterlin

Der Teezubereitung sollte man etwas Zeit widmen.

Beifußtee

Zutaten:
1/4 l Wasser
1 TL getrocknetes Beifußkraut

Zubereitung: Das Wasser zum Kochen bringen und das Beifußkraut mit dem Wasser übergießen. Anschließend nur 1–2 Minuten ziehen lassen, dann abseihen und ungesüßt trinken.

Anwendung: Der Tee ist zwar bitter, aber er hilft bei Magen-Darm-Beschwerden. Statt Beifuß kann für den Tee auch Wermut verwendet werden.

Achtung: Während der Schwangerschaft darf dieser Tee nicht getrunken werden. Allergiker sollten ebenfalls grundsätzlich darauf verzichten!

Beifußaperitif

Zutaten:
2 trockene Zweige Beifuß (Stiel mit Blütenrispen)
3/4 l Fruchtwein (z. B. Malaga, Samos) oder Sherry

Zubereitung: Die Beifußzweige in eine Flasche mit weitem Hals geben und mit dem Wein übergießen. Die Flasche 2–3 Tage auf die warme Fensterbank stellen und täglich einmal schütteln. Danach die Beifußzweige entfernen und die Flasche kühl lagern.

Anwendung: Dieser Aperitif fördert die Verdauung. Achten Sie auf den Alkoholgehalt!

Beifuß-Magenbitter

Zutaten:
1 Zweig frischer Beifuß
150 g brauner Kandis
3/4 l 38%iger Korn

Zubereitung: Den Beifußzweig in eine Glasflasche stellen. Den Kandis dazugeben und alles mit Korn übergießen, sodass das Kraut bedeckt. 3 Wochen auf die Fensterbank stellen. Wenn der Kandis aufgelöst ist, abfiltern und in saubere Flaschen füllen.

Anwendung: Trinken Sie nach Bedarf ein Gläschen. Der Magenbitter wirkt verdauungsfördernd.

Beifuß- oder Wermuttinktur

Zutaten:
1 Teil geschnittenes Kraut
5 Teile Korn (38 %)

Zubereitung: Alle Zutaten in ein Schraubglas füllen, 10 Tage ziehen lassen, abfiltern. In kleine dunkle Apothekerfläschchen füllen und beschriften.

Anwendung: Bei Völlegefühl nach dem Essen tropfenweise verdünnt einnehmen (25 Tropfen auf 1 Glas Wasser).

Tipp

Tee und die verdünnte Tinktur von Beifuß oder Wermut können als Kompresse bei Entzündungen und rheumatischen Beschwerden äußerlich angewendet werden.

Anstelle von Beifuß kann auch Eberraute *(Artimisia abrotanum)*, **eine alte Klostergartenpflanze, verwendet werden. Dieser Likör schmeckt besonders aromatisch.**

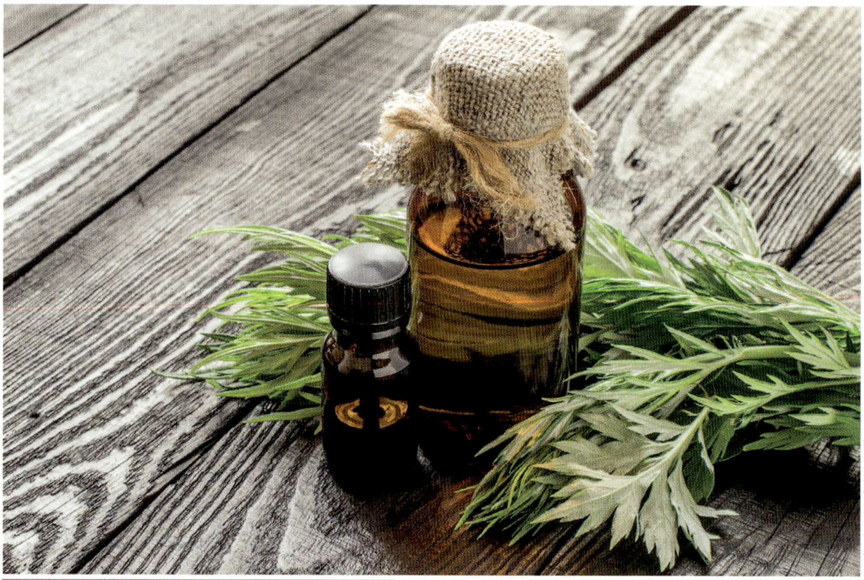

© Shutterstock/13Smile

Die alkoholische Tinktur hält sich bis zu 5 Jahre.

Engelwurz *(Angelica archangelica)* – Aroma vom Feinsten

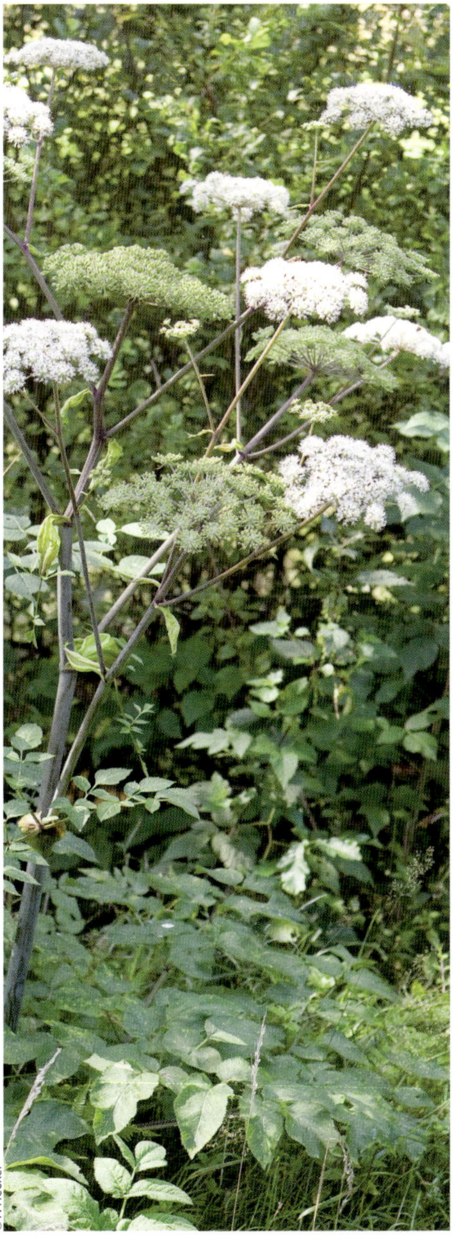
© F. Hecker

Engelwurz benötigt im Garten einen Platz als Solitär.

Die Engelwurz, auch Angelika genannt, stammt aus dem hohen Norden und hat sich allmählich über ganz Europa verbreitet. Man findet diesen attraktiven Doldenblütler wild wachsend auf Feuchtwiesen oder an Flussufern. Die mehrjährige Staude kann im Garten angebaut werden; sie hat einen hohlen Stängel und im Sommer bilden sich große dekorative Dolden an langen Stielen.
Beim Berühren verströmt die Pflanze einen angenehmen Duft. Allergiker sollten vorsichtig sein, die Berührung kann Hautreizungen auslösen!
Engelwurz ist nicht nur eine aromatische Heilpflanze, sondern auch ein herausragender Blickfang im Garten. Die prächtige Staude kann eine beachtliche Höhe von 2–3 m erreichen. Hat sich Engelwurz erst einmal im Garten angesiedelt, muss man aufpassen, dass sich die Pflanze durch ihre Sämlinge nicht unkontrolliert vermehrt. Es ist ratsam, einen Teil der Dolde schon vor der Samenreife abzuschneiden.
Die Staude entwickelt in allen Pflanzenteilen ein sehr feines Aroma. Die Wurzeln werden für Tees verwendet; für einen Liköransatz nimmt man Wurzeln und Samen, und eine besondere Spezialität seit alten Zeiten sind kandierte Engelwurzstängel und Engelwurzstiele.
In der Volksmedizin gilt Engelwurz als Allheilmittel, deshalb wurde sie jahrhundertelang in Klostergärten kultiviert, und bis heute werden in Klöstern noch aromatische Elixiere und Liköre aus Engelwurz hergestellt.
Die Herkunft des Namens Engelwurz wird unterschiedlich gedeutet. So soll der Legende nach ein Erzengel einem frommen Einsiedler gezeigt haben, wie er sich mit der Pflanze vor Pest schützen kann, daher auch der Name „Erzengelwurz".
Engelwurz kann als Doldenblütler aber auch Allergien auslösen. Die in der Pflanze enthaltenen Furanocumarine machen die Haut lichtempfindlich. Bei längerer Anwendung sollte man pralles Sonnenlicht meiden!

Inhaltsstoffe
Ätherische Öle, Bitterstoffe, Gerbstoffe, Stärke, Zucker, Pektin.

Wirkung und Verwendung
Engelwurz ist ein „aromatisches Bitterstoffmittel" und wird darum in die verdauungsfördernden Magenmittel eingereiht. Außerdem ist die Staude auch ein Karminativum und hilft bei Völlegefühl und Blähungen. Sie fördert die Gallensaftproduktion und damit die Fettverdauung. Der Volksname „Brustwurz" deutet darauf hin, dass Engelwurz früher auch gegen Erkrankung der Atemwege, vor allem bei Husten und Verschleimung, angewendet wurde.

Ernte
Die Wurzeln werden im Frühjahr oder Herbst ausgegraben, gereinigt und zum Trocknen aufgehängt. Am besten teilt man die Wurzeln einmal der Länge nach. Bevor sie ganz trocken sind, werden sie zerkleinert, fertig getrocknet und gut verschlossen in Gläsern aufbewahrt. Blätter und Stängel können über die Vegetationszeit geerntet und getrocknet werden.

Für die Hausapotheke

Engelwurztee

Zutaten:
2 TL gehackte Engelwurzwurzeln
(auch in Apotheken erhältlich)
1/4 l Wasser

Zubereitung: Engelwurz mit kaltem Wasser aufsetzen und zum Kochen bringen. 2 Minuten ziehen lassen, abseihen.

Anwendung: Schluckweise lauwarm trinken. Der Tee stärkt den Magen und fördert die Verdauung.

Engelwurzwein

Zutaten:
40 g fein geschnittene Engelwurzwurzeln
3/4 l Weißwein

Zubereitung: Die Wurzeln mit dem Wein ansetzen, 5 Tage stehen lassen, abseihen und in saubere, kleine Flaschen füllen.

Anwendung: Nach Bedarf ein kleines Glas davon trinken.

Kandierte Engelwurzstängel

Zutaten:
Frische Engelwurzstängel oder Engelwurzblütenstiele
400 g Zucker
100 ml Wasser

Zubereitung: Stängel oder Blütenstiele mit einem Spargelschäler dünn schälen und anschließend in mundgerechte Streifen schneiden. Aus Zucker und Wasser einen dicken Sirup kochen. Die Engelwurzstreifen in den heißen Sirup legen und 12 Minuten mitkochen. Die Streifen mit dem Schaumlöffel herausnehmen und bei Zimmertemperatur trocknen lassen, anschließend in ein Glas füllen. Der Sirup kann für die Zubereitung weiterer Portionen verwendet werden!

Anwendung: Kandierter Engelwurz ist verdauungsfördernd. Ein paar Streifen nach einer üppigen Mahlzeit gegessen, machen das Essen bekömmlicher. Diabetiker sollten den Zuckergehalt beachten.

Engelwurzlikör

Zutaten:
15 g Engelwurzsamen
25 g getrocknete Wurzel
(beides auch in Apotheken erhältlich)
1 Zimtstange
6 Nelken
5 g Kardamom
150 g brauner Kandis
1 unbehandelte Zitrone
3/4 l 38%iger Korn

Zubereitung: Alle Gewürze mit dem Kandis in eine Flasche geben. Die Zitrone heiß waschen und die Schale abreiben. Die Schale ebenfalls in die Flasche geben und mit dem Korn begießen, alles muss bedeckt sein. Den Ansatz 3–4 Wochen auf der warmen Fensterbank ziehen lassen, dann abfiltern. Den Likör in saubere Flaschen füllen, verschließen, dunkel und kühl lagern.
2 Monate nachreifen lassen.

Anwendung: Der Likör ist würzig und aromatisch, ein Gläschen davon ist gut für die Verdauung. Achten Sie auf den Alkoholgehalt.

Fenchel *(Foeniculum vulgare)* – **nicht nur für Kleinkinder**

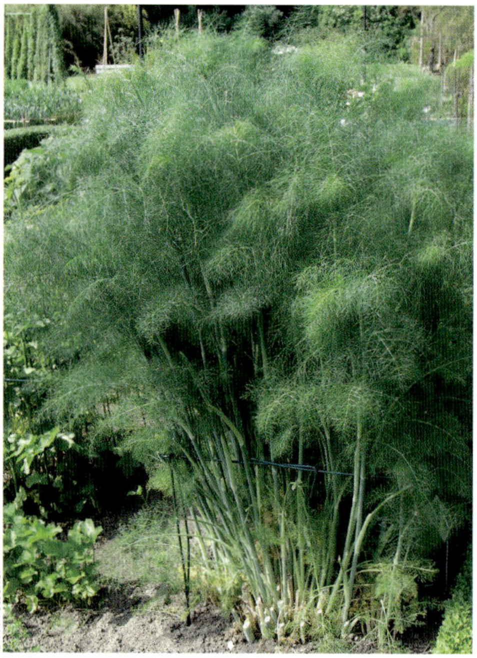

© P. Pretscher

Fenchel entwickelt sich auf gutem Boden zu einer stattlichen Staude.

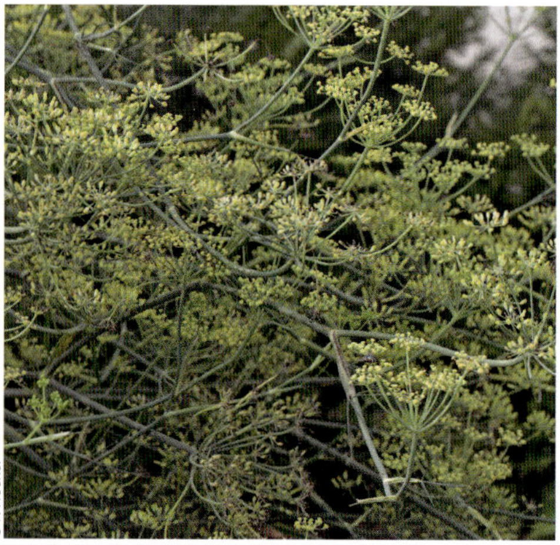

© F. Hecker

Fenchel benötigt einen sonnigen Standort, sonst reifen die Samen nicht.

Der Fenchel stammt ursprünglich aus dem Mittelmeerraum und dem Vorderen Orient. Schon in der Antike war er als Gewürz- und Heilpflanze bekannt.
Hildegard von Bingen empfiehlt ihn in ihren Schriften gegen verschiedene Gebrechen: Melancholie, Mundgeruch und Magen-Darm-Koliken.

„Fenchel macht den Menschen fröhlich und vermittelt ihm angenehme Wärme und guten Schweiß und verursacht gute Verdauung."

Die mehrjährige Pflanze gehört zur Familie der Doldenblütler und wird in warmen Ländern in Kulturen angebaut. Fenchelsamen einer bitteren Varietät werden als Arznei genutzt. Ratsam ist es, sie im Gewürzhandel oder in der Apotheke zu kaufen. Der süße Gewürzfenchel kann auch im Garten ausgesät werden, er liebt einen sonnigen, warmen Standort und bevorzugt kalkhaltigen, nährstoffreichen Boden. Die frischen Blätter eignen sich zum Würzen von Speisen und stärken die Verdauungsorgane. Grüne Dolden, in Weißwein eingelegt, liefern ein feines Aroma für Salate. Die voll ausgereiften Früchte verwendet man als Gewürz oder Heilmittel.

Inhaltsstoffe

Fenchelfrüchte haben einen sehr würzigen Geruch und intensiven Geschmack. Hauptwirkstoffe sind ätherische Öle, mit Anethol und Fenchon. Weitere Inhaltsstoffe sind fette Öle, Eiweiß und Flavonoide.

Wirkung und Verwendung

Fenchel wirkt spasmolytisch, also entkrampfend im Magen-Darm-Bereich. Gern wird Fencheltee Säuglingen und Kleinkindern gegeben, da er auch beruhigt und die Einschlafbereitschaft fördert.

In der Volksmedizin wird Fenchel stillenden Müttern zur Milchbildung empfohlen. Fenchel hat darüber hinaus eine schleimlösende Wirkung bei Erkrankung der Atemwege. Die Pharmazie benutzt ihn als Bestandteil von Magen-Darm- und Hustentee-Mischungen. Darüber hinaus wird Fenchel in Sirupsäften, Fenchelhonig und Bonbons verarbeitet. Aufgrund seiner vielfältigen positiven Eigenschaften in der Kinderheilkunde wird er im Volksmund auch „Kinderfenchel" genannt. Kaut man die Früchte des frischen Fenchels, vertreibt er Mundgeruch und beugt gegen Grippe vor. Früher wurde Fenchel in der Kirche gekaut, um Magengeräusche bei Gebet und Predigt zu verhindern.

Tipp

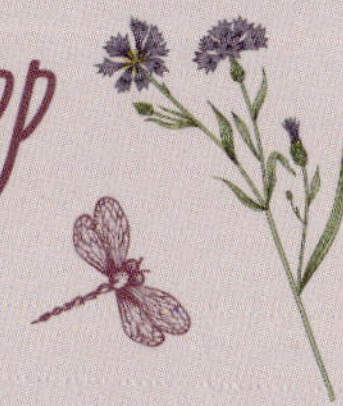

Fenchel kann auch gut mit Anis gemischt werden. Fenchelfrüchte kurz vor dem Aufbrühen anstoßen; damit wird die Wirkung verbessert, weil aus den ganzen Früchten nur wenig ätherisches Öl extrahiert werden kann. Säuglinge erhalten einen verdünnten Tee. Der Teeaufguss kann auch zur Verdünnung von Milch- oder Breinahrung genommen werden. Achten Sie darauf, dass Fenchel als Doldenblütler auch allergische Reaktionen hervorrufen kann!

Ernte

Nur auf sonnigen Standorten reifen tatsächlich Samen heran. Die reifen Dolden schneidet man vorsichtig ab und schüttelt dann über einem Papier die Samen aus. Sie werden in Schraubgläsern aufbewahrt.
Der Abt Walahfrid Strabo beschreibt bereits im Jahr 838 n. Chr. die heute noch gültige Heilwirkung von Fenchel: „ ... er ist augenstärkend, blähungstreibend und hustenlindernd."

Für die Hausapotheke

Fencheltee

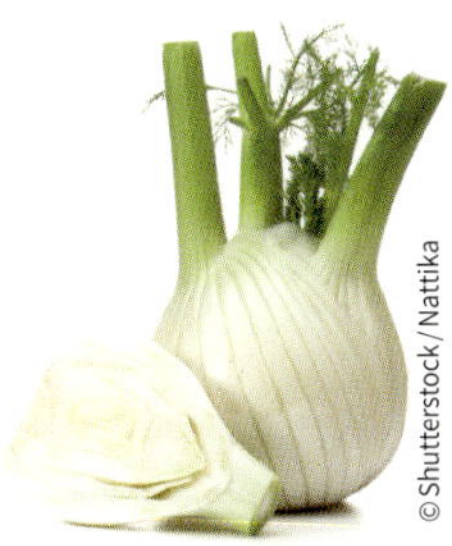

© Shutterstock / Nattika

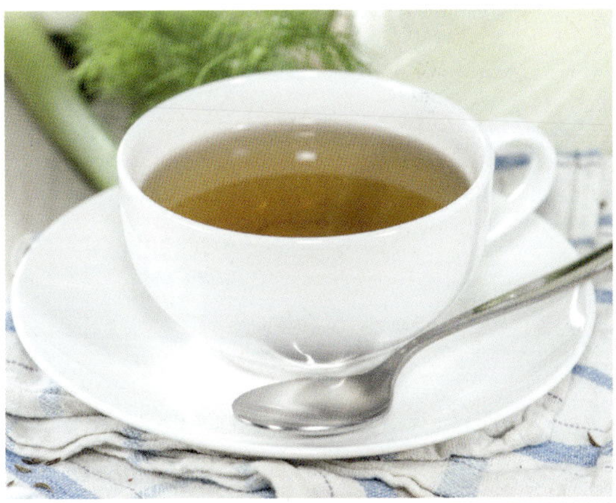

© Shutterstock / HandmadePictures

Fenchel entkrampft den Bauch.

Zutaten:

1–2 TL Fenchel
150 ml Wasser

Zubereitung: Die Fenchelfrüchte werden angestoßen und mit heißem Wasser überbrüht. 5–10 Minuten ziehen lassen, dann abseihen.

Anwendung: Bei Magen-Darm-Beschwerden täglich 2–4 Tassen frisch zubereiteten, ungesüßten Tee zwischen den Mahlzeiten trinken. Als Hustentee kann er mit Honig gesüßt werden.

Fenchel-Anis-Likör

Zutaten:
1 unbehandelte Zitrone
10 g Anis
10 g Sternanis
20 g Fenchelsamen
1 Zimtstange
5 Nelken
3/4 l 38%iger Korn
200 g Zucker
1/8 l Wasser

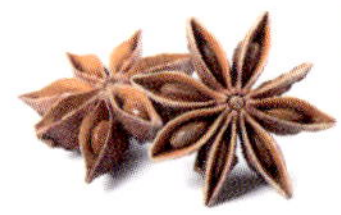
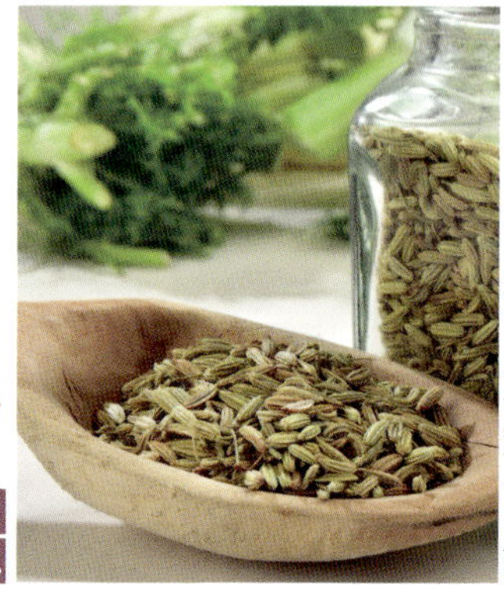

Fenchel kann auch gut mit Anis gemischt werden.

Zubereitung: Die Zitrone heiß waschen, abtrocknen und die Schale abreiben. Den Saft auspressen. Anis, Sternanis und Fenchelsamen im Mörser anstoßen und in eine Weithalsflasche füllen. Zimtstange, Nelken, Zitronensaft und Zitronenschale zugeben und mit Korn auffüllen. Den Ansatz 3 Wochen auf die warme Fensterbank stellen, dann abfiltern.
Zucker mit Wasser aufkochen, abschäumen und erkalten lassen. Die Zuckerlösung in den Liköransatz gießen, alles kräftig schütteln und in Flaschen abfüllen. Gut verschlossen aufbewahren.

Anwendung: Der Likör ist gut gegen Blähungen; bei Bedarf ein Gläschen trinken.

Gewürzelixier

Zutaten:
1 TL Fenchelsamen
1 TL Anissamen
1 TL Koriandersamen
1 Zimtstange
6 Gewürznelken
3 Pimentkörner
100 g Zucker
1 Fl Rotwein

Zubereitung: Anis, Fenchel und Koriander im Mörser anstoßen. Alle Zutaten in eine große Schraubflasche füllen. 4 Wochen an einem hellen warmen Ort ziehen lassen. Abseihen, in saubere Flaschen füllen, dunkel und kühl lagern.

Anwendung: Das Gewürzelixier fördert die Verdauung. Nach Bedarf ein kleines Glas davon trinken.

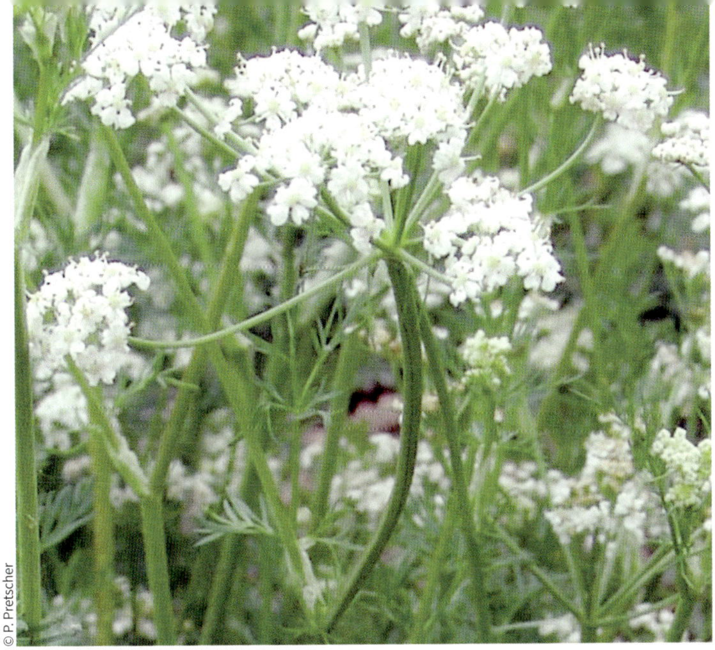

© P. Pretscher

Tipp

Kümmel vor Feuchtigkeit und Licht schützen, so behält er seine Würzkraft über mehrere Jahre.

Kümmel kann mit seinen schönen Blüten in Sträußen verwendet werden.

Kümmel *(Carum carvi)* – Gewürz mit Kraft

Kümmel ist wahrscheinlich das älteste Gewürz der Welt; er wurde bereits in der Steinzeit genutzt und gehörte zu den Grabbeigaben der Pharaonen. Kümmel wächst wild in den gemäßigten Zonen Europas auf Wiesen, Wegrainen und Bahndämmen.
Der medizinisch verwendete Kümmel wird feldmäßig in Kulturen angebaut. Getrockneten Kümmel kann man aber auch überall im Lebensmittelhandel, Reformhaus, Kräuterladen oder in der Apotheke kaufen.
Kümmel ist ein Doldenblütler, den man auch selbst im Garten ansäen kann. Er liebt guten Boden und einen sonnigen Standort, allerdings stören ihn andere Doldenblütler wie Petersilie, Möhren oder Dill in der Nachbarschaft. Er gehört zu den zweijährigen Pflanzen; im ersten Jahr bildet sich die bodenständige Blattrosette und im zweiten Jahr erscheint der Stängel mit gefiederten Blättern. Aus den weißen Blütendolden entwickeln sich die Samen, die als Gewürze verwendet werden.
Achtung: Wiesenkümmel sollten Sie in der freien Natur nur sammeln, wenn Sie sich gut auskennen. Es gibt ähnlich aussehende Doldenblütler, die giftig sind!

Inhaltsstoffe

Ätherische Öle, Phenolsäuren, Flavonoide, fette Öle, Zucker, Eiweiß.

Wirkung und Verwendung

Kümmel ist ein sehr gutes pflanzliches Karminativum (Mittel gegen Blähungen); außerdem fördert Kümmel den Speichelfluss, die Magensaftsekretion und die Gallensaftproduktion; er ist also insgesamt ein gutes Mittel für die Verdauung und gegen Völlegefühl. Kohlgerichte sollte man z. B. mit Kümmel würzen, das macht das Essen bekömmlicher. Kümmelöl wirkt wie alle ätherischen Öle antibakteriell.

Kümmel ist botanisch eng verwandt mit Anis und Fenchel, die ähnlich wirken. Als Magenmittel steht er an erster Stelle, doch wenn es um die Wirkung bei Husten geht, sind ihm Anis und Fenchel überlegen.
Kümmeltee gilt als milchtreibendes Mittel für stillende Mütter und hilft jungen Mädchen, die während der Menstruationsperiode unter krampfartigen Schmerzen leiden.

Ernte
Bei der Kümmelernte gilt dasselbe wie beim Anis: Im Reifezustand fällt der Samen leicht hinunter, daher vor der Fruchtreife die Dolden abschneiden, an einem luftigen, schattigen Ort nachreifen lassen, die Samen abstreifen und in Glasbehältern oder Metalldosen aufbewahren.

Hinweis für Allergiker: Kümmel ist ein Doldenblütler, er kann allergische Reaktionen auslösen!

Für die Hausapotheke

Kümmeltee

Zutaten:
1–2 TL Kümmel
1/4 l kochendes Wasser

Zubereitung: Den Kümmel in einem Mörser zerstoßen oder in ein Tuch einschlagen und mit dem Nudelholz darüberrollen. Den zerstoßenen Kümmel in ein Gefäß geben, mit kochendem Wasser übergießen und 10 Minuten zugedeckt ziehen lassen. Den Tee abseihen und schluckweise warm trinken.

Anwendung: Der Tee ist gut gegen Völlegefühl, Blähungen, Magen-Darm-Beschwerden. Kümmeltee ist auch ein altbewährtes Hausmittel gegen Koliken bei Kälbern, Pferden und Rindern.

Kümmelmilch

Zutaten:
1–2 TL Kümmel
1/4 l Milch

Zubereitung: Den Kümmel zerstoßen, mit kalter Milch übergießen, aufkochen, 10 Minuten zugedeckt ziehen lassen, dann abseihen.

Anwendung: Die Kümmelmilch schluckweise warm trinken.Kümmelmilch hat eine ähnliche Wirkung wie Kümmeltee.

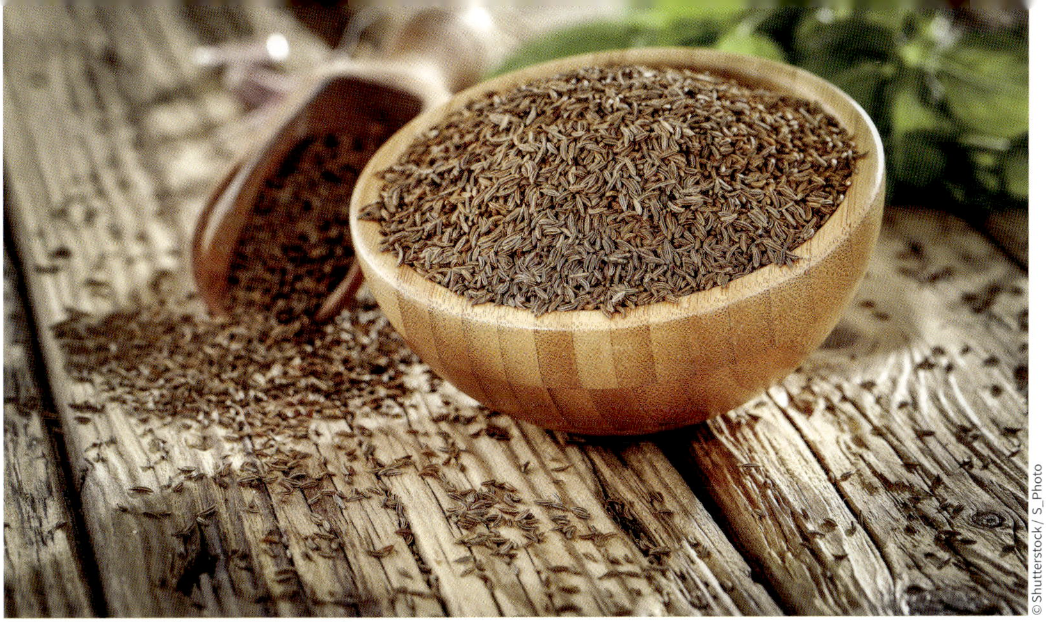

© Shutterstock / S_Photo

Kümmel darf in keinem Haushalt fehlen.

Kümmellikör

Zutaten:
50 g Kümmel
150 g weißen Kandis
3/4 l klarer Korn oder Obstler

Zubereitung: Kümmel anstoßen, dann mit Kandis und Korn oder Obstler in ein Glasgefäß füllen. Verschließen, auf die warme Fensterbank in die Sonne stellen und gelegentlich schütteln. Nach 3 Wochen, wenn sich der Kandiszucker aufgelöst hat, abseihen. Den Likör noch einmal filtrieren (durch einen Kaffeefilter gießen). In saubere Flaschen füllen und ein paar Wochen ruhen lassen.

Anwendung: Nach Bedarf ein Gläschen trinken, das erleichtert nach einem üppigen Essen die Verdauung.

Kümmelkissen

Für ein vielfach verwendbares Kümmelkissen wird ein kleines Stoffsäckchen mit Kümmel gefüllt und gut zugebunden oder zugenäht. Das Kümmelkissen kann man in der Mikrowelle oder im Ofen erwärmen. Es eignet sich als Auflage bei rheumatischen Beschwerden, kann aber auch im Wasserbad oder Wasserdampf erwärmt werden, z. B. im Einsatz des Dampfdrucktopfs. Vor dem Auflegen wird das Kissen dann ausgedrückt.

Als feuchtwarme Kompresse bei kolikartigen Bauchschmerzen beziehungsweise Blähungen leistet das Kümmelkissen ebenfalls gute Dienste. Bei länger anhaltenden Beschwerden sollten Sie aber unbedingt den Arzt zurate ziehen!

Pfefferminze *(Mentha piperita)* – das Bauchwehkraut

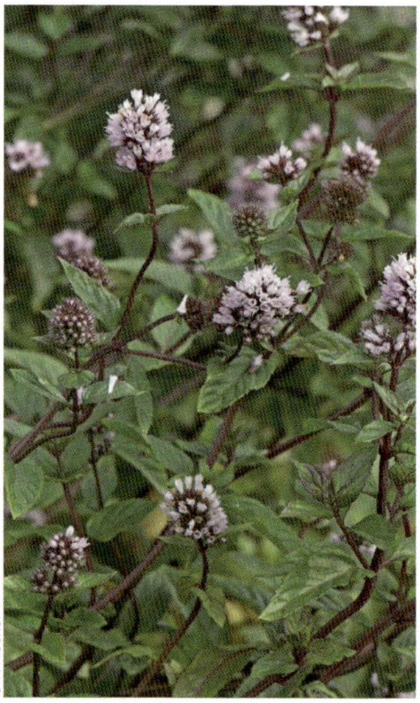

© F. Hecker

Pfefferminze gibt es in ganz unterschiedlichen Duft- und Geschmacksrichtungen.

Großmutters Pfefferminztee mit seinem aromatischen Duft ist legendär und unvergesslich, brachte er doch schnelle Besserung bei allerlei Alltagsbeschwerden und Unpässlichkeiten. Selbstverständlich wurde dieses würzige Kraut im eigenen Gärtlein angebaut. Die echte Pfefferminze ist eine von vielen Minzearten und wird heute noch medizinisch genutzt. Sie ist eine Kreuzung aus Grüner Minze und Wasserminze und wird im Kulturanbau durch Ausläufer vermehrt. Sie gehört zur Familie der Lippenblütler und liebt einen feuchten, halbschattigen Standort. Alle zwei Jahre sollte sie umgepflanzt werden, um eine Rückkreuzung zu verhindern.
Es gibt viele Minzearten, die sich in Aroma, Form und Art der Blätter unterscheiden. Die verschiedenen Arten begleiten den Menschen schon seit Urzeiten. Bereits in den alten ägyptischen Gräbern fand man Minzeblätter. Auch in den Klostergärten wurde Minze sehr früh kultiviert, und in der „Landverordnung" Karls des Großen wurde sie für den Anbau empfohlen. In speziellen Kräutergärtnereien bekommt man empfehlenswerte Sorten, die sich besonders zum Würzen eignen, z. B. Apfelminze, Gewürzminze, Krause Minze oder die sehr aromatische Marokkanische Minze. Wild wachsende Minzearten sind im Geschmack und Duft der Pfefferminze unterlegen.

Inhaltsstoffe

Ätherische Öle mit Menthol, Flavonoide, Gerbstoffe und Bitterstoffe.

Wirkung und Verwendung

In der Volksmedizin gehört die Minze neben der Kamille zu den bekanntesten Heilpflanzen. Sie wird heute noch verwendet bei Magen-Darm-Störungen, Übelkeit, Blähungen, Völlegefühl, Menstruationsschmerzen und krampfartigen Beschwerden. Die Pflanze hat auch einen anregenden, belebenden Effekt, fördert die Verdauung, vor allem die Gallensaftproduktion. Im Vordergrund steht die krampflösende Wirkung, die durch den Hauptinhaltsstoff Menthol zustande kommt. Pfefferminze ist darum Bestandteil vieler Teemischungen, die gegen Magen-Darm-, Galle- und Leberbeschwerden verordnet werden. Pfefferminze kann auch gut mit Kamille kombiniert werden.
Pfefferminztee ist nicht für den Dauergebrauch geeignet und nicht für kleine Kinder, da sie den Mentholgehalt noch nicht vertragen!

Ernte

Die Minze kurz vor der Blüte abschneiden, bündeln, im Schatten aufhängen und trocknen. Alternativ können die Blätter nach dem Schnitt abgezupft werden. Man legt sie auf einen mit Stoff bespannten Rahmen und trocknet sie. Dieses Verfahren geht schneller und ist schonender. Die getrockneten Minzeblätter in Dosen füllen und kühl lagern.

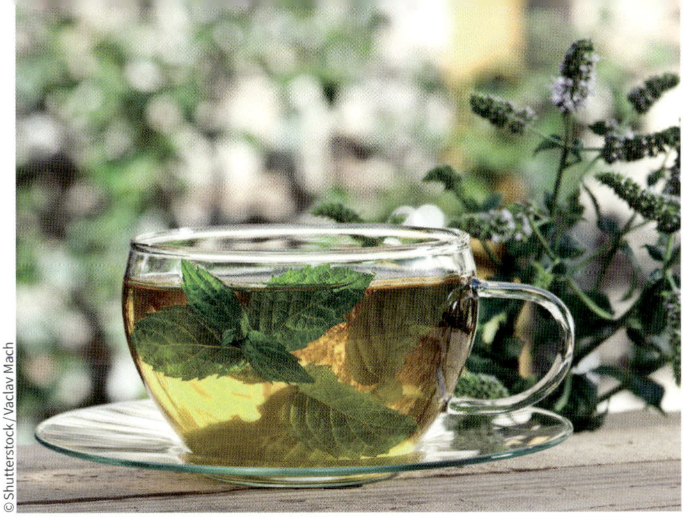

© Shutterstock/Vaclav Mach

Auch frische Minzeblätter eignen sich zum Aufbrühen.

Für die Hausapotheke

Pfefferminztee

Zutaten:
1/4 l Wasser
1 EL getrocknete Pfefferminzblätter

Zubereitung: Wasser zum Kochen bringen, getrocknete Pfefferminzblätter damit übergießen, höchstens 8–10 Minuten ziehen lassen.

Anwendung: Noch warm schluckweise trinken. Hilft bei Magen-Darm- und Galle-Beschwerden.

Teemischung mit Minze

Zutaten:
2 Teile Pfefferminze
3 Teile Kamille
1 Teil Anis
1 Teil Gänsefingerkraut
1 Teil Beifuß
(Kann man sich auch in der Apotheke mischen lassen.)

Zubereitung: 1 TL der Mischung mit 1 Tasse kochendem Wasser überbrühen.

Anwendung: Je 1 Tasse mittags und abends trinken. Der Tee hilft bei Blähungen. Halten die Beschwerden länger an, den Arzt zurate ziehen!

Aperitif mit Minze und Melisse

Zutaten:
Je 1 Sträußchen frische Minze und Melisse
7 g getrockneter Hopfen (Apotheke)
1 unbehandelte Zitrone, in Scheiben
1 TL geriebener Ingwer
100 g brauner Zucker oder Kandis
2 l Wasser

Zubereitung: Alle Zutaten zusammen mit dem Wasser in einen Topf geben, 10 Minuten kochen. Abseihen und gut gekühlt servieren. Mit frischer Minze garnieren.

Pfefferminzlikör

Zutaten:
1 EL Koriandersamen
2 Handvoll frische Pfefferminzblätter
1 Handvoll frische Melisseblätter
150 g braunen Kandis
3/4 l38%iger Korn

Zubereitung: Koriander im Mörser anstoßen, anschließend mit allen anderen Zutaten in eine saubere Weithalsflasche geben. Die Flasche verschließen und den Ansatz auf eine sonnige Fensterbank stellen. Täglich schütteln. Nach 4 Wochen abfiltern. Den Likör in saubere Flaschen füllen, die Flaschen etikettieren.

Anwendung: Der Likör ist verdauungsfördernd. Nach Bedarf 1 Likörglas davon trinken. Alkohol-gehalt beachten!

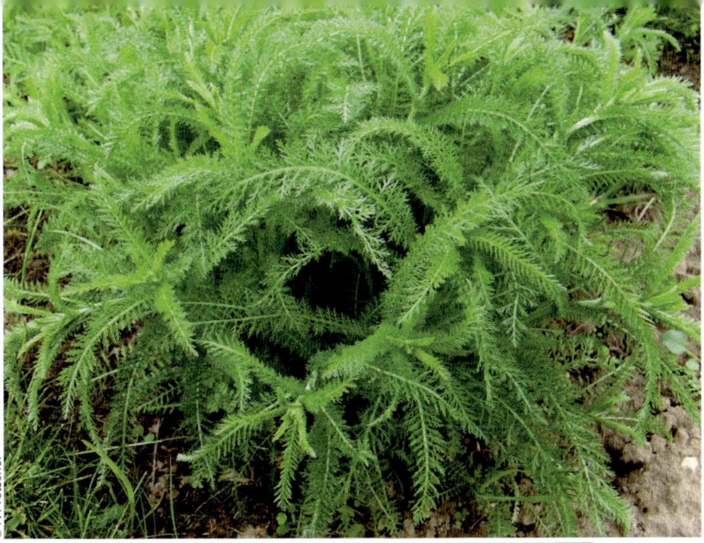

Schafgarbe breitet sich bereitwillig aus, wenn ihr der Standort zusagt.

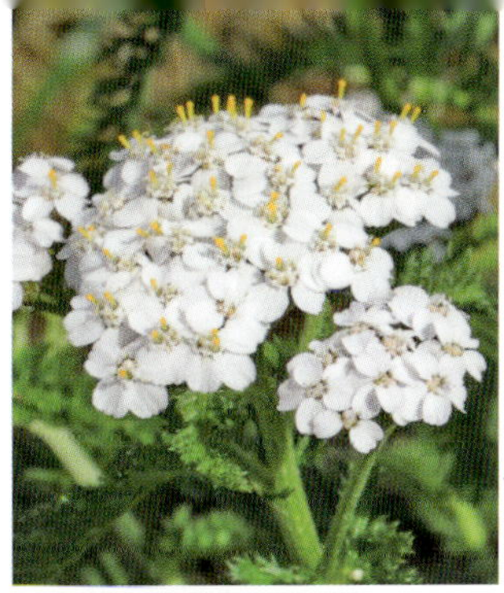

Schön und lange haltbar: Schafgarbeblüten.

Schafgarbe *(Achillea millefolium)* – das Tausendblattkraut

Schon im Altertum wurde Schafgarbe medizinisch genutzt, sie gilt als eine der ältesten Arzneipflanzen; so behandelte Achilles seine Wunde der Sage nach mit diesem „Tausendblattkraut". Als bäuerliches Hausmittel ist Schafgarbe ebenso populär wie Kamille.
Schafgarbe ist ein Korbblütler und in ganz Europa auf Wiesen verbreitet.
Die Pflanze ist sehr genügsam und widerstandsfähig. Volkskundlich ist überliefert, dass Schafe dieses Kraut bevorzugt fressen, wenn sie krank sind.

Inhaltsstoffe

Ätherische Öle, Gerbstoffe, Bitterstoffe, Flavonoide und Mineralstoffe, besonders Kalium.

Wirkung und Verwendung

Die Pflanze enthält vor allem aromatische Bitterstoffe, daher wird sie vorrangig bei Magen-Darm- und Gallebeschwerden verwendet. Sie unterstützt die Verdauung und ist Bestandteil entsprechender Teemischungen. Im Frühjahr verwendet man die jungen zarten Blättchen zum Würzen von Salaten, Suppen, Quark- und Weichkäsezubereitungen; sie wirken stoffwechselanregend und entwässernd.
Schafgarbe ist in der Volksmedizin beliebt und zählt seit alters her zu den „Frauenkräutern", denn der Tee wirkt krampflösend und schmerzstillend bei Menstruationsbeschwerden.

Ernte

Im Sommer sammelt man das ganze blühende Kraut; es wird handbreit über dem Boden abgeschnitten, dann gebündelt und an einem schattigen, luftigen Platz zum Trocknen aufgehängt. Später werden die Blüten und Blätter vom Stängel entfernt und in einer Dose aufbewahrt. Früher wurde Schafgarbe zum Bierbrauen genommen, weil sich arme Leute den Hopfen nicht leisten konnten.

„Schafgarb im Leib tut gut jedem Weib!" (Alter Spruch)

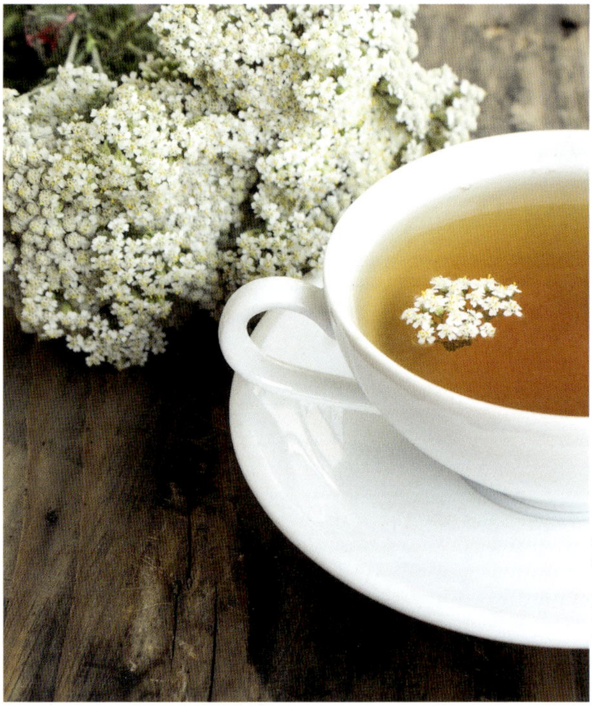

© Shutterstock / simonidadj

Für die Hausapotheke

Schafgarbetee

Zutaten:
1/4 l Wasser
2 TL Schafgarbekraut und -blüten

Zubereitung: Wasser zum Kochen bringen und Kraut und Blüten überbrühen, 10 Minuten ziehen lassen.

Anwendung: 3 Tassen davon über den Tag verteilt trinken. Der Tee hilft bei Magen-Darm-Verstimmung und bei Menstruationsbeschwerden. Dieser Arznei-Tee ist aber nicht für den Dauergebrauch gedacht. Bei länger anhaltenden Beschwerden muss der Arzt aufgesucht werden!

Achtung: Da Schafgarbe zur Familie der Korbblütler gehört, können gelegentlich allergische Reaktionen auftreten!

Schafgarbebad

Zutaten:
50 g Schafgarbekraut
1 l Wasser

Zubereitung: Das Kraut mit kochendem Wasser übergießen, 15–20 Minuten ziehen lassen, dann abseihen.

Anwendung: Den Pflanzenauszug dem Vollbad zugeben und 20 Minuten baden. Das Bad hat krampflösende, entzündungshemmende und wundheilende Eigenschaften und hilft unterstützend bei unreiner Haut und Hämorrhoiden.

Tipp

Schafgarbetee kann mit Kamille, Pfefferminze und Frauenmantel gemischt werden, dann ist der Geschmack angenehmer und die Inhaltsstoffe der Pflanzen ergänzen sich.

Schafgarbesalbe

Zutaten:
200 g Olivenöl
25 g Bienenwachs (Apotheke)
1 Handvoll abgezupfte Schafgarbeblüten

Zubereitung: Das Olivenöl mit Bienenwachs im Wasserbad erwärmen, bis das Wachs geschmolzen ist. Die Schafgarbeblüten in die Ölwachsmischung geben, kurz aufwallen lassen, dann sofort umrühren. Den Topf von der Kochplatte nehmen und die Mischung mindestens 1 Tag stehen lassen. Dann erneut im Wasserbad erwärmen und durch ein Mullbindetuch abseihen. In kleine Salbendosen füllen, beschriften und dunkel stellen. Die Salbe hält sich etwa 1 Jahr.

Anwendung: Nach Bedarf die Hände eincremen. Die Salbe hilft bei rauen, rissigen Händen.

Schafgarbe-Kamille-Tinktur

Zutaten:
1 Handvoll frische Schafgarbeblüten
1 Handvoll frische Kamillenblüten
3/4 l 38%iger Korn

Zubereitung: Die frischen Kamillen- und Schafgarbeblüten in ein weißes Schraubglas füllen und mit dem Korn bedecken. Auf eine sonnige Fensterbank stellen und täglich einmal schütteln. Nach 6 Wochen abseihen, in kleine Flaschen füllen und beschriften.

Anwendung: Diese Tinktur eignet sich sehr gut zum Behandeln von kleinen Blessuren und Entzündungen.

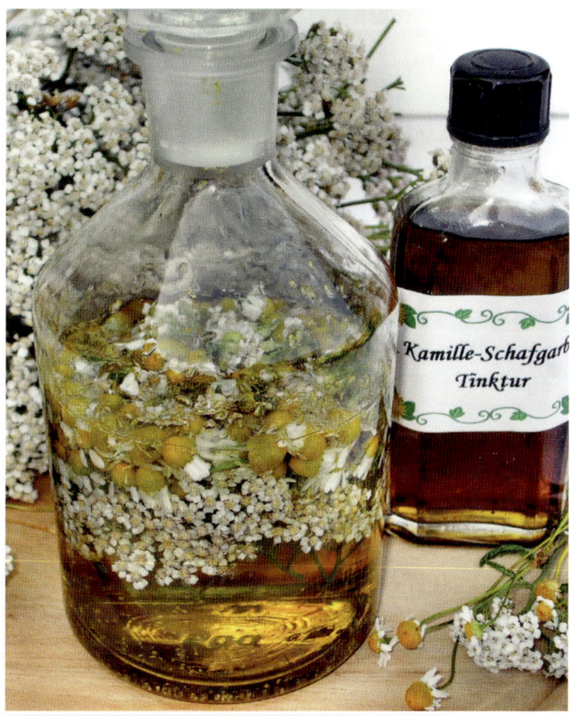

© M. Guthjahr

Schafgarbe und Kamille ergänzen sich in der Tinktur.

Hausmittel aus Küche und Bad

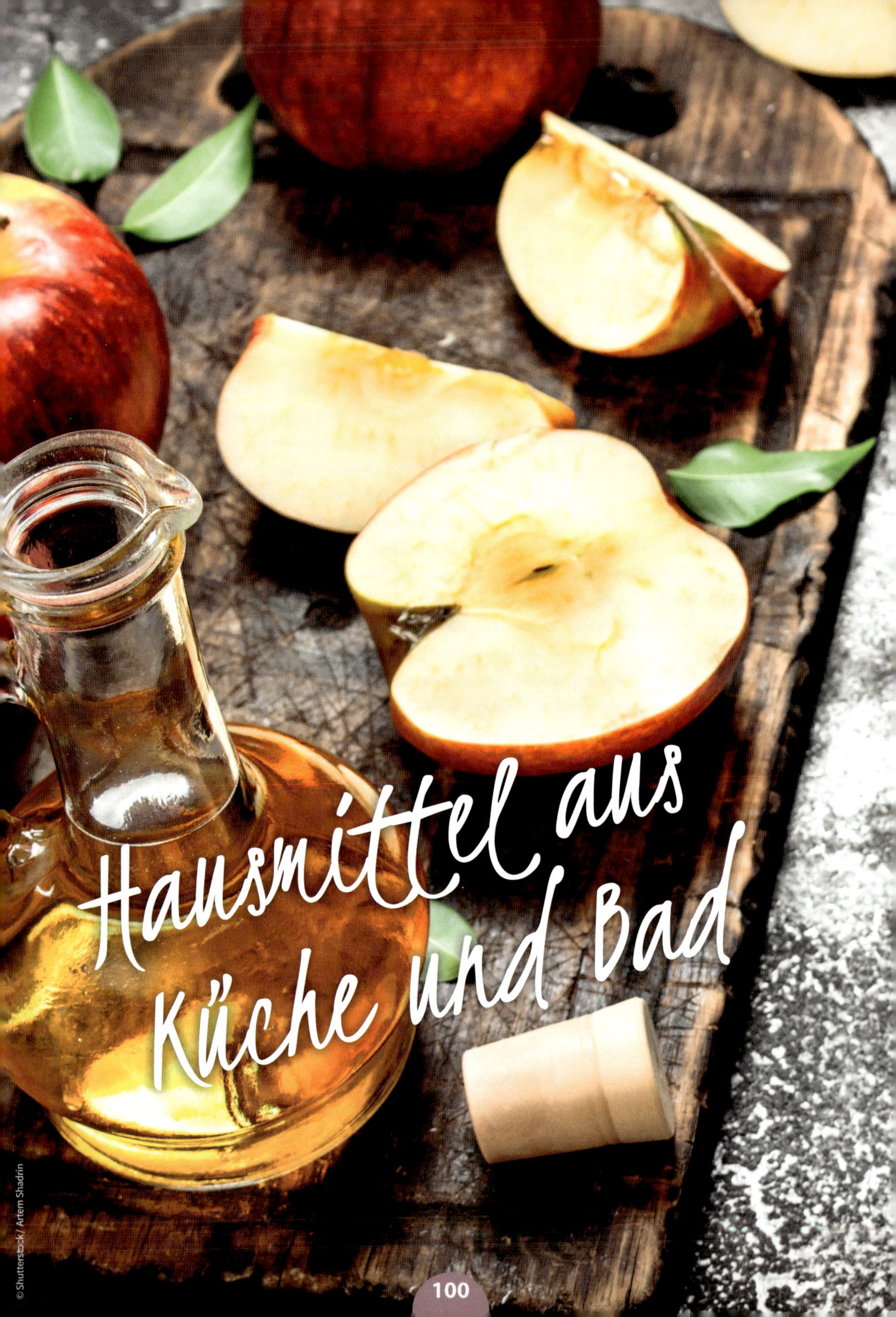

Aloe vera (akute Hilfe von der Fensterbank)

Das Gel der Pflanze *Aloe vera* wirkt entzündungshemmend und antibakteriell, es sorgt dafür, dass sich verletztes Gewebe schnell wieder regenerieren kann. Das Gel ist ein gutes Mittel gegen Insektenstiche, Sonnenbrand und Verbrennungen. Man besorgt sich am besten eine Pflanze aus dem Fachhandel, stellt sie auf die Fensterbank und schneidet nach Bedarf einen Teil vom frischen Blatt ab. *Aloe-vera*-Blätter bestehen aus mehreren Schichten, verwendet wird nur das durchsichtige Aloe-Gel aus der Blattmitte. Diese schleimhaltige, glasige Substanz wird äußerlich auf die betroffene Hautstelle aufgetragen. Gleichzeitig ist das Gel ein hervorragender Feuchtigkeitsspender.

Apfel gerieben

Apfel gut waschen, fein reiben und das Kerngehäuse entfernen. Die Schale kann mitverwendet werden, wenn der Apfel ungespritzt ist. Fünfmal täglich einen frisch geriebenen Apfel verzehren. Äpfel enthalten Pektine, die im Darm Giftstoffe und Flüssigkeit binden. Bei länger anhaltendem Durchfall muss die Ursache ärztlich abgeklärt werden.

Apfelessig erfrischt

Apfelessig und Wasser 1:1 mischen. Einen Waschlappen damit befeuchten und den Körper abreiben. Apfelessig stärkt den Säuremantel der Haut und erfrischt. Er eignet sich auch für ein Fußbad: Dazu eine Tasse warmen Essig in ein warmes Fußbad geben.

Blüten-Badesalz

500 g Meersalz und 50 g Lavendelblüten mischen und in ein fest verschließbares Glas füllen. Pro Fußbad 2–3 EL Blütenbadesalz verwenden.

Bohnenschalentee zur Entwässerung

Bohnenschalen verwendete man in der Volksmedizin seit alter Zeit als wassertreibendes Hausmittel bei Harnverhalten, Nieren- und Blasenleiden. Man erntet die Bohnen, wenn sie reif sind und die Früchte aufplatzen. Die Bohnenhülsen werden in der Sonne getrocknet und zerkleinert, dann sind sie gebrauchsfertig. Für den Tee 1 EL Bohnenschalen mit 250 ml kaltem Wasser zum Sieden bringen, 5 Minuten kochen lassen, dann abseihen. Zwei- bis dreimal täglich 1/4 l Tee trinken. Bohnenschalentee ist auch in der Apotheke erhältlich und Bestandteil von Blutreinigungs-Tees für Frühjahrs- und Herbstkuren.
Achtung: Bohnen und Bohnenschalen dürfen nicht roh gegessen werden, sie sind giftig!

Bratapfel gegen Heiserkeit

Äpfel waschen, Kerngehäuse ausstechen, mit Rosinen, gehackten Walnüssen oder Mandeln füllen. Die gefüllten Äpfel in eine gefettete Kasserolle setzen, Honig auf die Äpfel geben und mit Butterflocken belegen, denn Honig und Butter „ölen" die Stimmbänder. Bei 180 °C im Ofen 20–30 Minuten backen, heiß essen.

Brennnesselhaarkur

100 g frische Brennnesselblätter und Brennnesselwurzeln waschen und klein schneiden. In ein Glasgefäß füllen und mit 1 l Apfelessig bedecken. 3 Wochen in die Sonne stellen, dann die Flüssigkeit abseihen und in dunkle Flaschen füllen. Kurmäßig 3 Wochen täglich in die Kopfhaut einmassieren. Regt die Durchblutung der Kopfhaut an, hilft gegen Schuppen und fördert den Haarwuchs.

Tipp

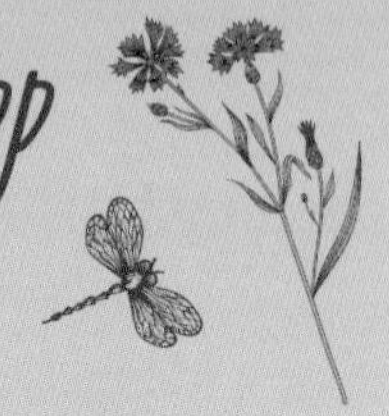

Bohnenkaffee wird magenverträglicher durch eine Prise Zimt. Zimt ist auch Bestandteil vieler magenstärkender Teemischungen.

Cocktail für schönen Teint

Den Saft von 2 frisch gepressten Orangen mit 1/2 Glas Biomöhrensaft mischen. 1–2 TL kalt gepresstes Sesamöl zugeben. Alles gut verquirlen und schluckweise vor dem Frühstück trinken. Der Drink ist reich an natürlichem Vitamin C, E und Beta-Carotin, das vom Körper in Vitamin A umgewandelt wird, und ist somit ein „Jungbrunnen" für Haut und Augen.
Diese Kur sollte vor allem in den Wintermonaten durchgeführt werden.
Ergänzend dazu ist auch regelmäßige Bewegung an frischer Luft notwendig.

Dillsamentee für die Verdauung

1 TL Dillsamen im Mörser zerstoßen, mit 1 Tasse kochendem Wasser überbrühen.
10 Minuten ziehen lassen, abseihen, nach Belieben mit Honig süßen. 3 Tassen täglich vor den Mahlzeiten trinken. Das im Dillsamen enthaltene ätherische Öl Carvon hat eine verdauungsfördernde, krampflösende und beruhigende Wirkung.

Dinkelkissen gegen Schmerzen

Ein kleines Leinenkissen mit Dinkelspelzen füllen und zunähen. Anwendung bei Gelenk-, Rücken-, Schulter- und Nackenschmerzen. Der Handel bietet auch fertige Kissen und Nackenrollen an.

Essigstrümpfe fördern den Schlaf und senken Fieber

Gegen Einschlafstörungen und Nervosität empfahl Pfarrer Kneipp ein einfaches Hausmittel: den Essigstrumpf. Dazu werden Baumwollkniestrümpfe ohne einschnürendes Bündchen und ebenfalls knielange Wollstrümpfe zum Überziehen benötigt. Spezielle Kneippstrümpfe sind im Fachgeschäft erhältlich. Für den Essigstrumpf 3 EL Essig in 0,5 l zimmerwarmes Wasser geben. Die Baumwollstrümpfe hineinlegen, auswringen und anziehen, die Wollsocken darüber ziehen. Der Erfolg tritt rasch ein! Auch bei Durchschlafstörungen kann diese Methode angewendet werden.

Essigstrümpfe sind auch ein gutes Mittel gegen Fieber; sie ziehen die Hitze aus dem Körperinneren an die Peripherie und senken das Fieber. Sobald die nassen Strümpfe heiß geworden sind, müssen sie erneuert werden.

Feigen gegen Verstopfung

Ein paar getrocknete Feigen abends im lauwarmen Wasser einweichen. Morgens mit dem Einweichwasser verzehren oder ins Müsli geben.
Dies regt auf natürliche Weise die Darmtätigkeit an.

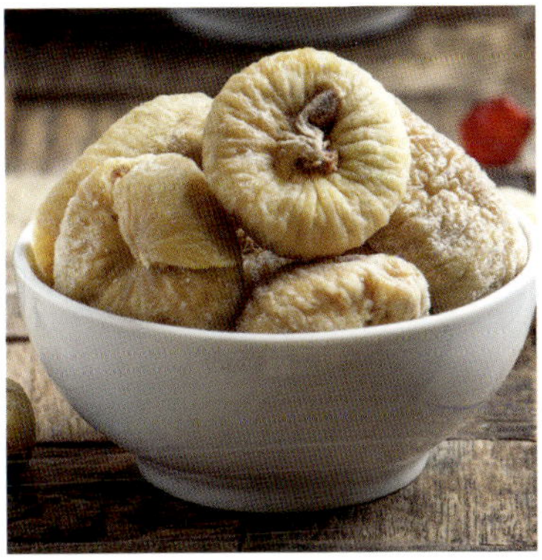

© Shutterstock/5PH

Fichtennadel-Fußbad

Frische kleine Fichtennadelzweige in einen großen Topf geben und mit Wasser bedecken.
10 Minuten kochen, ziehen lassen und dann abseihen. Den Sud ins Fußbad geben, bei einer Temperatur von 38–40 °C die Füße 15 Minuten baden. Abtrocknen, warme Socken anziehen und ins Bett legen.
Das Fichtennadel-Fußbad stimuliert die Abwehrkräfte und ist gut gegen Erkältung. Außerdem wirken die darin enthaltenen Tannine (Gerbstoffe) hautstärkend und entzündungshemmend und beugen Fußpilzerkrankungen vor.

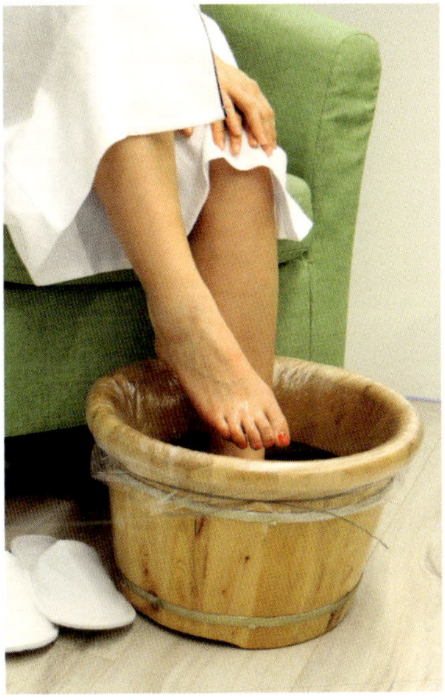

© Shutterstock/Pixeljoy

Fichtensprossen-Einreibung

20 g frische Fichtensprossen hacken und mit 10 g Wacholderbeeren und 10 g Lavendelblüten in ein sauberes Schraubglas füllen. Die Mischung mit Wodka bedecken, 2-3 Wochen an einem warmen Ort durchziehen lassen. Täglich einmal schütteln, dann die Tinktur abfiltern und in kleine Flaschen füllen. Die Einreibung hilft bei Hexenschuss und rheumatischen Beschwerden

Gewürznelken bei Erkältung und Zahnschmerzen

1–2 Gewürznelken bei ersten Anzeichen einer beginnenden Erkältung kauen und ausspucken, das kann mehrfach am Tag wiederholt werden. Nelken enthalten ätherische Öle und Gerbstoffe und haben eine desinfizierende Wirkung. Gewürznelken neben dem kranken Zahn kauen, nach Bedarf öfter wiederholen. Das Nelkenöl wirkt entzündungshemmend und schmerzstillend. Das ist nur eine Erste-Hilfe-Maßnahme und ersetzt nicht den Weg zum Zahnarzt!

Glanzpackung für die Haare

2 Eigelb und den Saft 1 Zitrone mit 2 ELn Sesamöl verrühren. Die Packung in das feuchte Haar einmassieren, dann eine Plastikhaube überziehen und 1 Stunde wirken lassen. Danach gründlich ausspülen.

Grünpflanzen für das Gemüt und gesunde Luft

Grünpflanzen wirken wohltuend aufs Gemüt, denn die Farbe Grün sorgt für Entspannung und stimuliert die menschliche Seele. Der Umgang mit Pflanzen kann bei Stress und Erschöpfung Wunder wirken. Zimmerpflanzen sorgen darüber hinaus für gute Luft im Haus. Sie verbessern das Raumklima und können Schadstoffe absorbieren. Dazu eignen sich z. B. folgende Pflanzen: Einblatt, Efeu, Aloe vera, Grünlilie, Drachenbaum, Philodendron und Sansevieria.

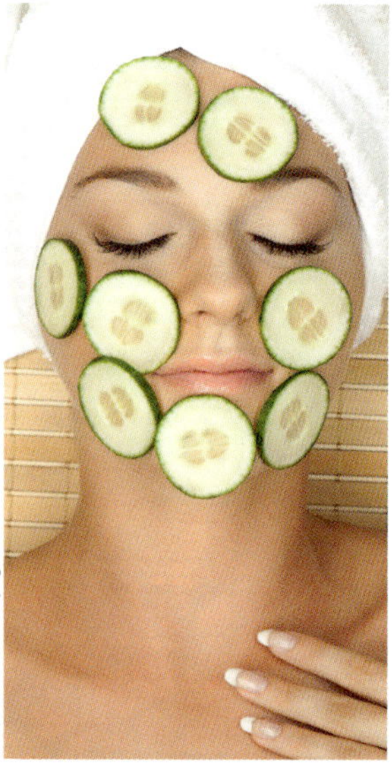

Gurkenmaske

Ein Stück Salatgurke pürieren und mit etwas Mandelkleie und Mandelöl zu einer Paste verrühren. Auf das gereinigte Gesicht auftragen, 20 Minuten einwirken lassen und dann abwaschen. Die Gurkenmaske erfrischt die Haut.

Haferschleim für den Magen

50 g feine Haferflocken mit 1 l kaltem Wasser in einen Kochtopf geben. 10 Minuten leise köcheln lassen, dabei umrühren, damit nichts anbrennt.
Die Suppe durch ein Sieb passieren, noch einmal aufwärmen.
Mit Salz abschmecken, mit Butter (10 g) oder etwas Milch verfeinern.
Haferschleimsuppe schützt die Magen-Darm-Schleimhaut und liefert wichtige Spurenelemente, wie Kieselsäure, Zink und Mangan, die eine entzündungshemmende und heilende Wirkung haben.

Heidelbeeren gegen Durchfall

Getrocknete Heidelbeeren helfen bei Durchfall. Sie sind reich an Gerbstoffen, binden Giftstoffe im Darm und wirken adstringierend und stuhlfestigend. Bei Durchfall mehrfach am Tag getrocknete Heidelbeeren essen (gut kauen).
Aus getrockneten Heidelbeeren kann auch Tee zubereitet werden: 4 EL Heidelbeeren mit 1 l Wasser aufsetzen, 10–15 Minuten leise kochen, abseihen und abkühlen lassen.
Den Tee über den Tag verteilt schluckweise trinken.
Getrocknete Heidelbeeren gibt es in der Apotheke. Heidelbeeren wurden früher aber selbst gesammelt und getrocknet. Frische Heidelbeeren wirken übrigens abführend und sind somit nicht gegen Durchfall geeignet!

Heilerde-Honig-Maske

2 EL Heilerde mit 3 EL flüssigem Honig zu einer Paste verrühren (eventuell ein paar Tropfen Wasser dazugeben). Auf das gereinigte Gesicht auftragen (Augenpartien aussparen) und 20 Minuten einwirken lassen. Dann mit lauwarmem Wasser abwaschen.
Die Maske hilft bei unreiner Haut und fördert den Heilungsprozess entzündlicher Stellen.

Honig-Gesichtsmaske

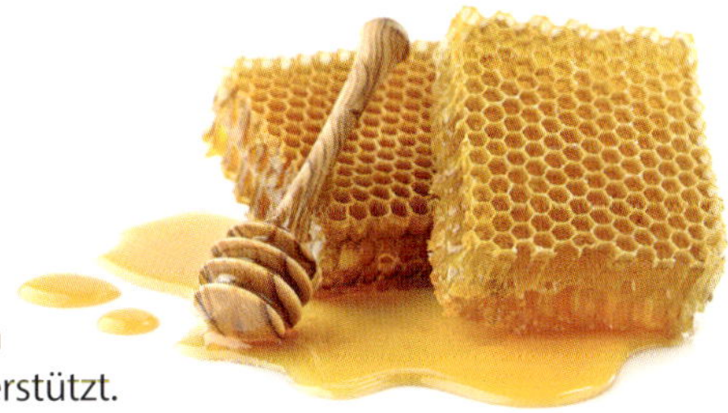

© Shutterstock/Dionisvera

2 EL Magerquark mit 1 EL Honig und 1 TL Zitronensaft verrühren. Auf das gereinigte Gesicht und Dekolleté auftragen (Augenpartien aussparen). 20 Minuten einwirken lassen und dabei entspannen. Anschließend mit lauwarmem Wasser abwaschen. Die Haut wird frisch und zart und der Säureschutzmantel der Haut wird unterstützt.

Honigkur für strapazierte Hände

2 EL flüssigen Honig mit 2 EL Olivenöl mischen. Hände damit einmassieren, 30 Minuten wirken lassen und danach mit lauwarmem Wasser abwaschen.

Honigmilch für guten Schlaf

In einen Becher mit warmer Milch Honig einrühren, abends vor dem Schlafengehen trinken. Honigmilch beruhigt, schafft Wohlbehagen und fördert das Einschlafen.

Ingwer-Honig-Milch gegen Erkältung

1 Tasse Milch mit 1 TL gehacktem Ingwer aufkochen, nach Belieben mit Honig süßen und mehrfach am Tag eine Tasse davon trinken.

Ingwer-Honig-Tee

Ein Stück frische Ingwerwurzel (ca. 5 cm) mit einem Spargelschäler dünn schälen. Mit 1 l Wasser kurz aufkochen, 10 Minuten ziehen lassen, abseihen. Saft einer Zitrone dazugeben, mit Honig süßen und warm trinken. Die Scharfstoffe Gingerole und Shogaole wärmen von innen, sie haben eine ähnliche Wirkung wie Aspirin. Außerdem sind sie „Bakterien- und Virenkiller“ und gut gegen Schnupfen und Erkältung.

Ingwer kandiert

Ingwer macht schwere Speisen bekömmlicher. Nach einer reichhaltigen Mahlzeit einige Stückchen kandierten Ingwer gegessen hilft besser als ein „Verdauungsschnaps“. Ingwer ist auch gut gegen Reisekrankheit und Übelkeit.

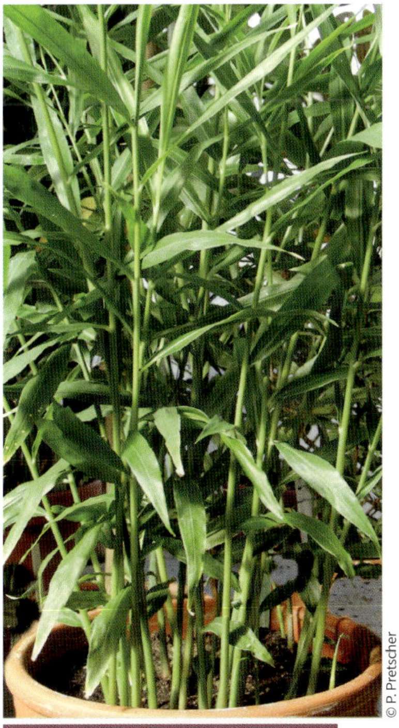

© P. Pretscher

Ingwer braucht zum Gedeihen Wärme und eine hohe Luftfeuchtigkeit.

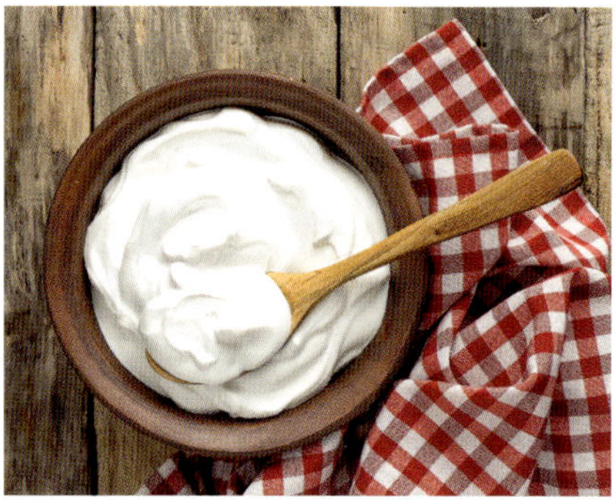

© Shutterstock / Sea Wave

Joghurt gegen Sonnenbrand

Ein Stofftaschentuch mit Naturjoghurt tränken, vorsichtig auf die betreffende Stelle legen und etwa 15–20 Minuten einwirken lassen. Spätestens abnehmen, wenn die Auflage warm und trocken ist. Mehrfach wiederholen, bis die Hitze herausgezogen ist. Die Joghurtauflage wirkt abschwellend, schmerzlindernd und entzündungshemmend.
Anstelle von Joghurt kann auch Buttermilch oder Quark genommen werden.

Joghurt-Mix für eine gesunde Darmflora

Zutaten:
1 Becher frischen Naturjoghurt (150 g)
1 TL Kreuzkümmel
1/4 l Mineralwasser mit Kohlensäure
1/4 l Buttermilch
Salz zum Abschmecken

Zubereitung: Kreuzkümmel in einer heißen Pfanne ohne Fett anrösten, dann im Mörser zerstoßen. Vollmilch-joghurt, Buttermilch und Kreuzkümmel im Mixer mixen, mit Salz abschmecken. In hohe Gläser geben und mit kaltem Mineralwasser auffüllen. Ein gesundes Erfrischungsgetränk für heiße Tage, das die Darmflora unterstützt.

Wirkung: Kreuzkümmel fördert die Verdauung, regt die Speichel- und Magensaftproduktion an, ist gut gegen Blähungen und Völlegefühl.

Kalter Knieguss als Einschlafhilfe

Der kalte Knieguss darf nur bei warmen Füßen angewendet werden! Der Wasserstrahl darf nicht zu stark sein, es muss sich ein „Wassermantel" am Bein bilden. Ein einfacher Gießschlauch lässt sich leicht an der Badewannenarmatur anbringen und eignet sich besser als der Brausekopf in der Dusche. Auch mit einer handlichen Gießkanne kann man den Knieguss durchführen und das Wasser gut dosieren. Wird der kalte Knieguss am Morgen gleich nach dem Aufstehen angewendet, regt er den Kreislauf an und ist eine gute „Starthilfe" für den Tag. Immer am rechten Fuß außen beginnen (fern vom Herzen). Den kalten, sanften Wasserstrahl über die Außenseite der Wade, Kniekehle und Innenseite des Unterschenkels zum Fuß zurückführen. Die gleiche Anwendung wird am linken Bein wiederholt. Anschließend die Wassertropfen mit den Händen abstreifen. Wollsocken anziehen, sich bewegen, bis die Füße warm sind, und ins Bett gehen.

Kardamom für bekömmlichen Kaffee

Pro Tasse Kaffee 1–2 gestoßene Kardamomkörner beifügen, das macht den Kaffee magenfreundlicher und verleiht ihm eine leicht orientalische Geschmacksnote. Schwarzer Tee kann damit ebenfalls aromatisiert werden. Früher wurden Kardamomkörner als Mittel gegen Mundgeruch gekaut.

Kartoffelkompresse

6–8 Kartoffeln mit Schale weich kochen, zerdrücken und auf ein Baumwoll-Geschirrtuch in die Mitte legen. Ein Päckchen falten und mit Leukoplast gut zukleben, damit nichts rausfällt. Die Hitze am Unterarm sorgfältig prüfen, um Verbrennungen zu vermeiden. Dann die Kompresse auf den zu behandelnden Körperteil auflegen, mit einem Frotteehandtuch abdecken und ein Wolltuch darüberlegen.

Wirkung: Die Kartoffelauflage wirkt krampf- und schmerzlindernd bei Bauchschmerzen, und bei Bronchitis wird sie als Brustkompresse verwendet. Sie kann bis zu 2 Stunden liegen bleiben.

Kirschkernkissen für den Nacken

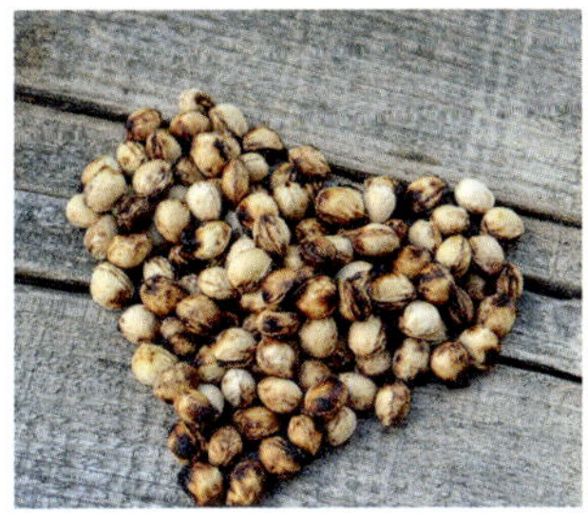
© Shutterstock/Lusica

Ein kleines längliches Nackenkissen nähen. Lose die gereinigten Kirschkerne (aus dem Garten oder Handel) einfüllen und zunähen. Im Backofen (100 °C) oder in der Mikrowelle erwärmen. Es darf aber nicht zu warm werden, da sich Kirschkerne auch selbst entzünden können. Das warme Kissen auf den Nacken legen. Es hilft bei Verspannungen und lockert die Muskeln. Statt Kirschkerne können auch Weizenkörner als Füllung genommen werden.

Knoblauchelixier

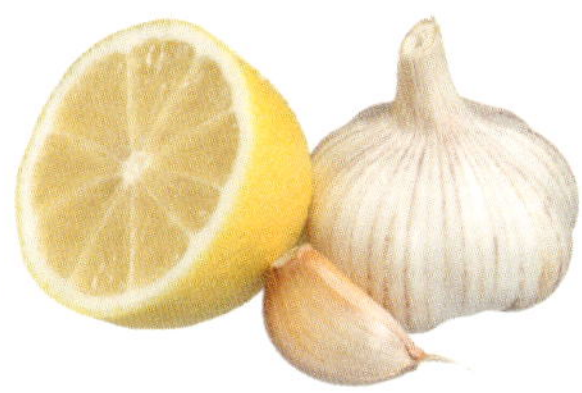
© Shutterstock/Lubava

Zutaten:
2 unbehandelte Zitronen
15 geschälte Knoblauchzehen
1/2 l Wasser

Zubereitung: Die Zitronen heiß waschen und mit der Schale klein schneiden. Die Knoblauchzehen schälen und mit Zitronen und Wasser in den Mixer geben, alles fein pürieren. Anschließend in einen Kochtopf gießen, einmal aufkochen lassen und abseihen. Das Knoblauch-Elixier in eine Flasche füllen und kühl stellen.

Anwendung: Kurmäßig 3 Wochen lang täglich vor oder nach der Hauptmahlzeit ein Schnapsgläschen voll trinken. Das Elixier stärkt die körpereigene Abwehr und ist gut für das Gefäßsystem und die Durchblutung.

Kohlwickel für die Gelenke

Blätter vom Weißkohlkopf oder Wirsing lösen, waschen und abtrocknen. Die Mittelrippe herausschneiden. Die Kohlblätter mit einem Nudelholz oder einer sauberen Flasche weich walzen, damit sie sich gut an die Haut schmiegen. Die Kohlblätter dachziegelartig auf das Knie legen, mit einem Baumwolltuch abdecken und mit einer Binde fixieren. Den Wickel am besten abends anlegen, denn er kann über Nacht dranbleiben. Kohlwickel haben eine ausleitende Wirkung und sind seit Generationen erprobt. Man verwendet sie bei Gelenkschmerzen, Rheuma, Arthrose, Gicht und Gelenkergüssen.
Wenn abends nach körperlicher Anstrengung die Knie schmerzen, leisten Kohlwickel über Nacht gute Dienste, denn sie haben einen kühlenden und abschwellenden Effekt. Kohl und Wirsing gehören zu den Kreuzblütlern, die darin enthaltenen Glucosinolate wirken entgiftend, desinfizierend und entzündungshemmend.

Kürbiskerne zur Stärkung der Blase

Kürbiskerne werden in der Volksmedizin seit je zur Vorbeugung und als Heilmittel bei Blasen- und Prostatabeschwerden eingesetzt. Die Inhaltsstoffe des Kürbissamens kräftigen die Blasenmuskulatur und können Beschwerden beim Wasserlassen entgegenwirken, auch harntreibende und krampflösende Eigenschaften spricht man ihnen zu. Qualitativ besonders wertvolle Früchte stammen von einem speziellen Ölkürbis (z. B. Steirische Kürbiskerne). Diese Kürbiskerne sind in Naturkostläden, Apotheken und Drogerien zu bekommen.
Täglich 2 EL Kürbiskerne aufs Essen streuen ist eine einfache Möglichkeit, die gesunden Nahrungsmittel zu sich zu nehmen. Auch das Kürbiskernöl ist sehr wertvoll!

Leinsamen gegen Verstopfung

Täglich 2 EL frisch gemahlenen oder im Mörser gequetschten Leinsamen einnehmen, reichlich lauwarmes Wasser (1–2 Gläser) dazu trinken. Verdünnter Obstsaft eignet sich ebenso. Leinsamen kann auch in Naturjoghurt oder Apfelmus eingerührt werden, ergänzt mit 1–2 EL Milchzucker. Das ist ein natürliches Mittel gegen Darmträgheit. Zu beachten ist, dass dem Körper genügend Flüssigkeit zugeführt wird!

Lindenblüten-Schwitzkur

2 TL Lindenblütentee mit 2 Tassen kochendem Wasser übergießen, 10 Minuten ziehen lassen, abseihen. Den Tee heiß trinken und sofort ins Bett gehen, er wirkt schweißtreibend und fiebersenkend. Anstelle von Lindenblütentee kann auch Holunderblütentee verwendet werden (s. Milch-Honig-Bad für zarte Haut

1 l Milch anwärmen und 3–4 EL Honig darin auflösen. 10 Tropfen ätherisches Rosenöl (Apotheke) zugeben. Die Honigmilch beim Füllen der Badewanne in den Wasserstrahl gießen.

Badetemperatur: 36–38 °C. **Badezeit:** 15–20 Minuten.

Nelkenlikör für die Verdauung

Zutaten:
10 g Gewürznelken
10 g Koriander
1 Handvoll getrocknete Kirschen
125 g brauner Kandis
3/4 l Weinbrand

Zubereitung: Gewürznelken und Koriander im Mörser grob anstoßen. Die Gewürze mit den getrockneten Kirschen und dem Kandis in eine Weithalsflasche geben. Den Weinbrand zugeben und 4 Wochen auf die warme Fensterbank stellen, täglich einmal schütteln. Abseihen, filtern und in dekorative Flaschen füllen. Anstelle von getrockneten Kirschen können auch getrocknete Pflaumen genommen werden.

Anwendung: Nach Bedarf ein Gläschen Likör trinken. Gewürznelken wirken verdauungsfördernd, galletreibend und helfen gegen Blähungen; außerdem haben sie einen wärmenden Effekt.

Nelken-Zitronen-Duft zum Schutz vor Mücken

Das Summen einer Mücke im Schlafzimmer macht nervös. Eine Zitrone mit Gewürznelken gespickt vertreibt die Plagegeister. Vorteil dieses Naturprodukts ist, dass es keine schädlichen Nebenwirkungen hat. Auch der Duft von verschiedenen Duftpelargonien und Zitronenmelisse schützt vor Mücken.

Ölmassage zur Fußpflege

Nach einem Fußbad die Füße vor dem Schlafengehen mit Öl massieren, das entspannt und fördert das Einschlafen.
Dazu 1/4 Tasse Mandelöl im Wasserbad anwärmen und mit 5–7 Tropfen ätherischem Öl mischen (z. B. Lavendel, Melisse, Muskatellersalbei oder Römische Kamille). Das duftende Öl mit beiden Händen gut in die Füße einmassieren und anschließend warme Socken anziehen.

Obstessig mit Blütenauszügen

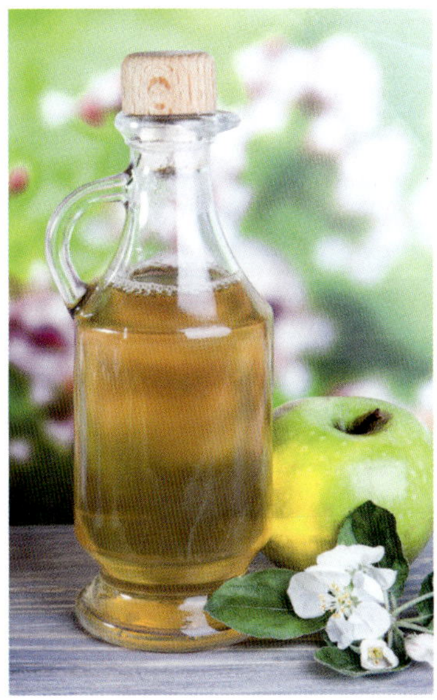

© Shutterstock / nanka

1 Flasche Obstessig in ein Weithalsglas geben. Von Frühjahr bis Herbst werden frische, essbare Blüten gesammelt und ähnlich wie beim Rumtopf in das Glas gefüllt. Wenn nach etwa 3–4 Wochen die Blüten ausgelaugt sind, werden sie abgeseiht. In den gleichen Essig, der Jahreszeit entsprechend, neue Blüten füllen. Im Sommer gibt man ein paar frische Erdbeeren oder Himbeeren ins Glas, dadurch bekommt der Blütenessig ein besonders feines Aroma und eine intensive rote Farbe. Im Herbst wird dieser Blütenessig endgültig abgeseiht, in saubere Flaschen gefüllt und kühl und dunkel aufbewahrt. Die Blüten folgender Pflanzen eignen sich:

Frühjahr: Veilchen, Gänseblümchen, Löwenzahn, Schlüsselblume, Taubnessel, Gundermann, Schlehe, Weißdorn, Apfel
Sommer: Borretsch, Holunder, Duftrose, Lavendel, Königskerze, Nachtkerze, Rotklee, Steinklee, Thymian, Johanniskraut und Salbei
Früchte: Frische Erdbeeren oder Himbeeren
Wirkung: Der Obstessig mit dem intensiv duftenden Blütenkonzentrat hat eine stimmungsaufhellende und stoffwechselanregende Wirkung, außerdem ist er ein gutes Mittel zur Vorbeugung von Darmpilzerkrankungen. Kurmäßig werden 2 TL Blütenessig mit 1 Glas Mineralwasser verdünnt und morgens schluckweise getrunken.

Obstessig gegen Fußpilz

Die unangenehm juckenden Stellen betupft man täglich mehrmals mit unverdünntem Obstessig. Auch nach Abklingen der Beschwerden sollte die Anwendung noch einige Zeit durchgeführt werden, da Fußpilz sehr hartnäckig ist.

Ölkompresse bei festsitzendem Husten

Bei fest sitzendem Husten und Bronchitis kann eine warme Ölkompresse auf die Brust gelegt werden. Dafür 5 EL Olivenöl gut erwärmen, auf ein Stück Wattevlies träufeln und auf die Brust legen (vorher prüfen, damit es nicht zu heiß ist). Ein Baumwolltuch darüberlegen und ein enges Unterhemd anziehen, um die Auflage zu fixieren. Über Nacht einwirken lassen. Die Ölkompresse wirkt durchblutungsfördernd und krampflösend.
Auf Bauernhöfen wurde früher heißes Schweinefett statt Öl verwendet, das sowieso vorhanden war.

Ein altes Hausmittel gegen Haarausfall ist Rizinusöl, das auch für die Kopfmassage genommen werden kann.

Ölmassage für die Kopfhaut

2 EL Sesamöl mit kreisenden Bewegungen in die Kopfhaut einmassieren. Mindestens 1 Stunde einwirken lassen, dann mit einem milden Shampoo auswaschen. Das Öl kann man auch über Nacht einwirken lassen, dann sollte ein Tuch oder eine Haube aufgesetzt werden. Ölmassagen fördern die Durchblutung der Kopfhaut und das Haar wird glänzend.

Ölziehkur zur Entschlackung

Eine Entschlackung und Entgiftung des Körpers über die Mundschleimhaut mobilisiert die Selbstheilungskräfte und stärkt das Immunsystem. Man kann die Kur z. B. anwenden bei Erkrankungen des Zahnfleisches und der oberen Luftwege, bei Infektanfälligkeit, Müdigkeit oder bei Gelenkbeschwerden. Die Ölziehkur hat einen vorbeugenden und heilenden Effekt, ersetzt aber nicht den Gang zum Arzt!
Durchführung: Die Ölspülung erfolgt morgens nach dem Aufstehen auf nüchternem Magen. 1 EL Bio-Sonnenblumenöl (kalt gepresst) wird mindestens 10 Minuten geschlürft, gekaut und durch die Zähne gezogen. Dann wird das gekaute Öl – es muss weißlich aussehen – in ein Gefäß gespuckt und entsorgt. Anschließend den Mund mit warmem Wasser ausspülen und die Zähne putzen.

Wer sich erst allmählich an die Ölziehkur gewöhnen muss, kann auch mit 1 TL Öl beginnen. Loser Zahnersatz muss vor der Prozedur entfernt werden. Die Ölziehkur sollte mindestens 14 Tage durchgeführt werden, man kann sie natürlich verlängern oder wiederholen.

Omas Duftsäckchen für den Wäscheschrank

Kleine Stoffsäckchen mit Kräutern und Blüten gefüllt sorgen im Kleiderschrank für frische Luft und halten Motten fern. Für die Füllung eignen sich besonders: Lavendel, Minze, Eberraute, Rosmarin, Thymian, Salbei oder Beifuß.

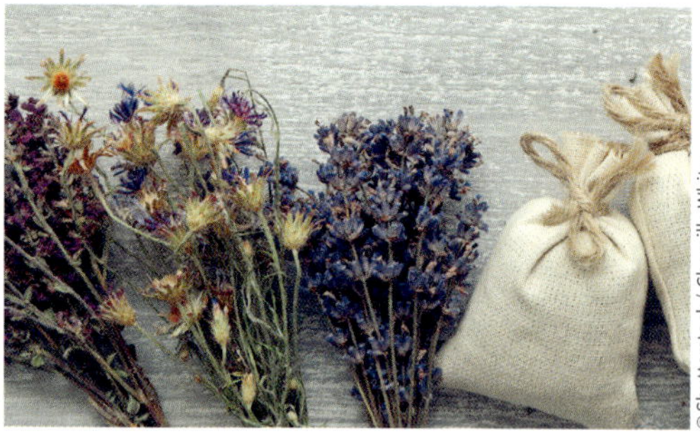

Petersilienwein nach Hildegard von Bingen

Zutaten:
10–12 Stängel frische, glatte Petersilie mit Blättern
1 Petersilienwurzel
3 EL Weinessig
1 Fl Weißwein
2–3 EL Honig

Zubereitung: Die Petersilie waschen und zusammen mit den Stängeln grob schneiden. Die Wurzel waschen, putzen, zerkleinern und zusammen mit den gehackten Petersilienblättern und -stängeln sowie dem Essig 5 Minuten kochen. Weißwein und Honig dazugeben und weitere 5 Minuten kochen. Dann den Wein abschäumen, abseihen und in Flaschen füllen.

Anwendung: Zwei- bis dreimal täglich 1 Likörglas voll nach dem Essen trinken, wirkt entwässernd und stärkt den Herzkreislauf. Beachten Sie den Alkoholgehalt!

Pfefferminzöl gegen Kopfschmerzen

1–2 Tropfen Pfefferminzöl (Apotheke) leicht in die Schläfen oder in den Nacken einreiben, die Nähe der Augen meiden und die Hände danach gut waschen.

Pfefferminzöl gegen verstopfte Nase

Einige Tropfen Pfefferminzöl auf ein Taschentuch träufeln. Das Tuch in die hohle Hand legen, wie eine Maske vor die Nase halten und einatmen, das macht die Nase frei.
Achtung: Nicht anwenden bei Säuglingen und Kleinkindern! Minzöl kann zu einer Verkrampfung der Atemmuskulatur führen.

Preiselbeeren gegen Harnwegsinfekte

Preiselbeersaft kann bei wiederkehrenden Harnwegsinfektionen helfen. Die in den Früchten enthaltenen Wirkstoffe (Anthocyane) verhindern, dass sich Bakterien einnisten können. Dass Preiselbeeren eine desinfizierende Wirkung haben, wussten bereits unsere Vorfahren, sie wuschen Wunden mit Preiselbeersaft. Die aus Nordamerika stammende Cranberry hat ebenfalls eine entzündungshemmende, antibakterielle Wirkung. Preiselbeersaft oder Cranberrysaft gibt es in Naturkostläden. Um einen Infekt tatsächlich zu bekämpfen oder auch zur Vorbeugung, sollte man täglich 2–3 Gläser Saft über eine längere Zeit trinken.

Quark-Avocado-Maske bei trockener Haut

2 EL Magerquark, 1/2 Avocadofrucht und 1 TL Zitronensaft pürieren. Die Paste auf die gereinigte Haut auftragen, 15–20 Minuten einwirken lassen. Anschließend mit einem feuchten Wattebausch abnehmen und mit lauwarmem Wasser das Gesicht reinigen.

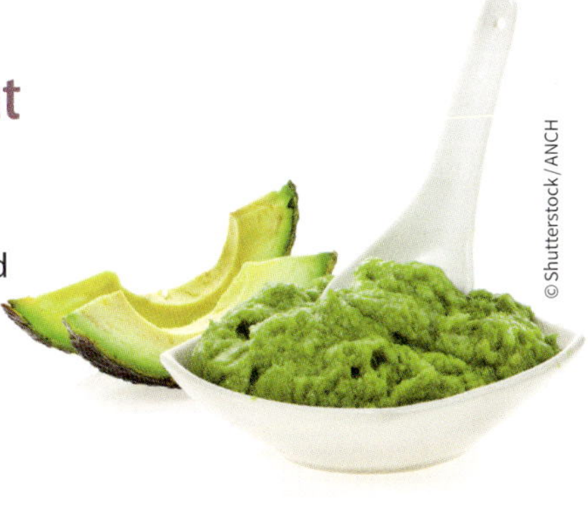

Quarkkompresse bei Gelenkentzündung

Zutaten:
250 g Quark
1 großes Taschentuch, 1 Mullwindel, 1 Mullbinde

Zubereitung: Quark abtropfen lassen, 0,5 cm dick auf das Taschentuch streichen, zusammenklappen.

Anwendung: Die Quarkkompresse auf die schmerzhafte Stelle legen. Mullwindel falten und damit die Kompresse abdecken beziehungsweise das Gelenk umwickeln. Alles mit einer Mullbinde fixieren. Solange die Kühle angenehm ist, wird die Kompresse belassen. Wenn der Quark antrocknet, die Kompresse abnehmen. Nach Bedarf wiederholen. Der Quark wirkt kühlend, schmerzlindernd und abschwellend.

Achtung: Nicht anwenden bei offenen Wunden!

Quarkwickel gegen Halsentzündung

Man rührt Magerquark mit Milch und einigen Tropfen Essig zu einem dicken Brei. Danach streicht man diese Paste auf ein Leinenläppchen, das um den Hals gelegt wird. Das Ganze wird mit einem Baumwolltuch abgedeckt und mit einem Wollschal umwickelt. Sobald der Quark angetrocknet ist und zu bröckeln beginnt, wird der Quarkwickel abgenommen. Der Quarkwickel hat eine entzündungshemmende Wirkung und kann beliebig oft angewendet werden.

Achtung: Wickel sind nur eine ergänzende Maßnahme; bei fiebrigen Erkrankungen ist ein Arztbesuch notwendig!

Rettichsaft gegen Husten und Heiserkeit

Von einem großen schwarzen Winterrettich einen Deckel abschneiden. Den Rettich aushöhlen und mit braunem Kandis füllen. Den Deckel auf den Rettich legen, zugedeckt in ein Glas legen. Wenn sich der Kandis im Rettich aufgelöst hat, den Saft, der sich gebildet hat, teelöffelweise einnehmen, das hilft bei Heiserkeit und Husten und ist auch für Kinder geeignet.

Salzbad

In der Badewanne 250–500 g Salz vom Toten Meer (Apotheke oder Drogerie) geben und mit dem heißen Wasserstrahl auflösen. Dann den Wasserzulauf auf Badetemperatur von 36–38 °C einstellen. Die Badezeit sollte nicht länger als 20 Minuten dauern. Nach dem Baden den Körper abtrocknen und mit einer rückfettenden Körperlotion pflegen, weil das Salz die Haut leicht austrocknet. Anschließend hüllt man sich in eine warme Decke und ruht sich aus. Salzbäder fördern die Durchblutung und Ausscheidung, sie wirken abschwellend und entzündungshemmend.

Salzspülung gegen Halsschmerzen

Bei Rachenentzündung mit Salzwasser gurgeln. Dazu 1 TL Kochsalz in einem Glas warmem Wasser auflösen und mehrfach täglich gurgeln. Nicht nachspülen!

Salzwasser-Nasenspülung

Für die Nasenspülung eignet sich eine isotonische Kochsalzlösung (0,9 %) aus der Apotheke, dazu gibt es praktische Nasenduschen. Mit der isotonischen Kochsalzlösung werden die Schleimhäute in der Nase und in den Nebenhöhlen gereinigt und Heilungsprozesse unterstützt.

Tipp

Salz eignet sich auch gut für Fußbäder. Man nimmt 100 g Salz und löst es in heißem Wasser auf. Es können auch ein paar Tropfen ätherisches Öl oder Blüten-Badesalz dazugegeben werden.

Schlafteemischung

40 g Dillsamen, 20 g Hopfen, 20 g Kamille. Den Dillsamen im Mörser anstoßen, mit Hopfendolden und Kamillenblüten mischen und in ein Schraubglas füllen. Davon 1 TL Teemischung mit 1 Tasse Wasser überbrühen, 5–10 Minuten ziehen lassen. Nach Belieben mit Honig süßen und vor dem Schlafengehen trinken.

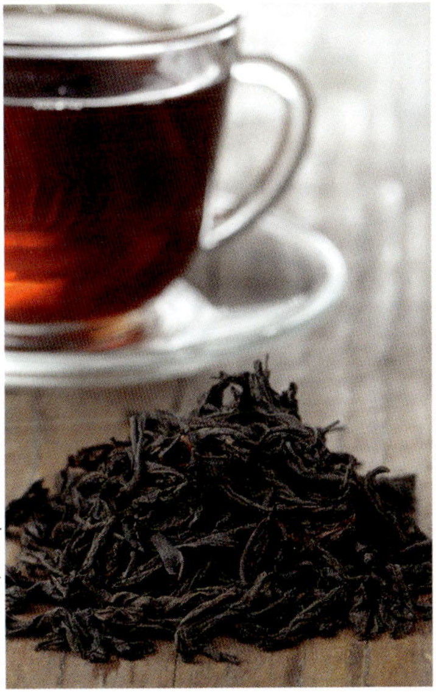

Schwarzer Tee gegen Durchfall

Pro Tasse 1 TL schwarzen Tee mit kochendem Wasser aufbrühen. 10–15 Minuten ziehen lassen. Abseihen, mit wenig Traubenzucker süßen und trinken.
Schwarzer Tee enthält Gerbstoffe, die adstringierend wirken und eine Schutzschicht auf der Schleimhaut bilden.

Senffußbad gegen kalte Füße

Senf ist ein gutes Mittel gegen chronisch kalte Füße. Dazu werden 50 g Senfmehl mit heißem Wasser angerührt und dem warmen Fußbad zugesetzt.
Wegen der starken Reizwirkung sollte dieses Fußbad höchstens 5–10 Minuten dauern. Nach dem Fußbad die Beine gut abduschen, um sie von den Senfmehlresten zu reinigen.

Achtung: Senfbad nicht geeignet bei Krampfadern.

Trockenpflaumen für die Verdauung

Einige Früchte über Nacht im Wasser einweichen, quellen lassen. Täglich 2–3 Pflaumen auf nüchternen Magen essen, dazu viel trinken, das fördert die Verdauung und erspart Abführmittel.

Vitamin-Kreislauf-Cocktail

Den frisch gepressten Saft einer Apfelsine mit je 1 TL Sanddornsirup und Weißdornsaft (Reformhaus) mischen. Täglich morgens nüchtern schluckweise trinken. Diese Kur sollte über mehrere Wochen durchgeführt werden.

Vogelbeeren bei Magenverstimmung

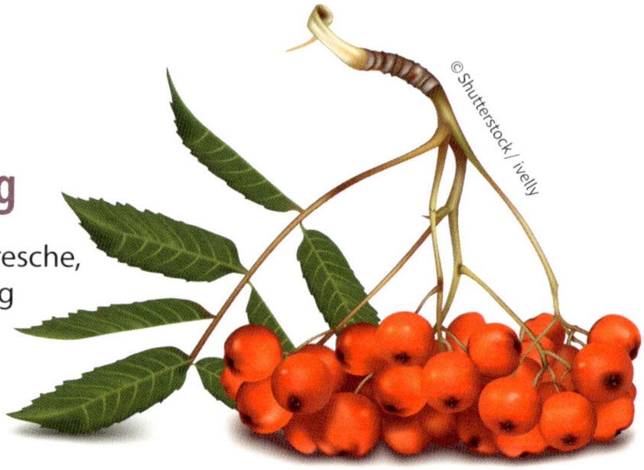

Getrocknete Vogelbeeren, also die Früchte der Eberesche, sind ein altes Hausmittel gegen Magenverstimmung und Durchfall. Bei Bedarf täglich zweimal 10 getrocknete Beeren kauen. Schmeckt bitter, aber die Bitter- und Gerbstoffe sind gut für Magen und Darm.

Wacholderöl gegen rheumatische Beschwerden

50 g Wacholderbeeren im Mörser anstoßen, in ein Schraubglas füllen und mit Olivenöl bedecken. 6 Wochen auf die warme Fensterbank stellen, gelegentlich schütteln. Danach abseihen, in dunkle Flaschen füllen und beschriften. Nach Bedarf schmerzende Gelenke damit einreiben.

Wadenwickel gegen Fieber

Der kalte Wadenwickel ist ein bewährtes Hausmittel bei Fieber, er wirkt entzündungshemmend und ableitend. Grundsätzlich darf kaltes Wasser nur auf warme Haut kommen, also keine Wadenwickel bei kalten Füßen anlegen!

So wird's gemacht: Man taucht 2 Leinentücher (eventuell Geschirrtücher) in kaltes Wasser. (Ist das Fieber hoch, darf das Wasser nicht zu kalt sein!) Dann wickelt man jeden Unterschenkel vom Fußknöchel bis zur Kniekehle in ein feuchtes Tuch ein, und zwar so, dass der Wickel gut anliegt. Dann ein Baumwolltuch um jedes Bein legen. Ist der Wickel warm, wird er abgenommen und nach kurzer Zeit erneuert (zwei- bis dreimal).

Achtung: Fröstelt der Kranke, darf kein kalter Wadenwickel angelegt werden!

Warmes Eierbier

Zutaten:

1 frisches Ei
25 g Zucker
1/4 l helles Bier
Zimtpulver zum Abschmecken

Zubereitung: Ei und Zucker sehr schaumig schlagen und das Bier zugeben. Auf den Herd stellen und mit dem Schneebesen abschlagen, bis das Bier heiß ist. Nicht kochen lassen! Das Bier mit Zimt abschmecken und sofort servieren.

Heißes Eierbier ist gut gegen Erkältung und hat eine entspannende Wirkung am Abend.

Wassertreten

In die Badewanne bei Zimmertemperatur kaltes Wasser einlaufen lassen bis eine Handbreit unter dem Knie.

So wird's gemacht: Im „Storchenschritt", also Fuß hoch aus dem Wasser heben, 2 Minuten in der Badewanne hin und her gehen. Ältere und kränkliche Menschen benötigen eine Hilfsperson zum Festhalten! Das Wasser von den Beinen abstreifen und sofort warme Wollsocken anziehen, sich so lange bewegen, bis die Füße warm werden. Wassertreten am Abend vor dem Zubettgehen entspannt und fördert das Einschlafen. Das Wasser bleibt in der Badewanne und kann am Morgen wieder benutzt werden. Morgendliches Wassertreten (auch Tautreten) erfrischt, regt den Kreislauf an und stärkt die Abwehrkräfte. Wassertreten ist allgemein ausgleichend, harmonisiert und ist gut gegen Nervosität und Erschöpfung.

Wichtig: Immer mit warmen Füßen ins Wasser steigen! Wassertreten darf man nicht bei akuten Harnwegsinfekten und Menstruationsbeschwerden.

Wespenstich-Erste-Hilfe

Zunächst entfernt man den Stachel vorsichtig mit einer Pinzette. Als Hausmittel gelten:

- Eisauflage – einige Eiswürfel im Waschhandschuh auf die Einstichstelle legen. Kalte Umschläge mit Essigwasser, Zitronensaft oder Essigsaurer Tonerde (1 EL mit einem Glas Wasser verdünnt).
- Halbierte Zwiebel auf die Einstichstelle drücken, ab und zu die Zwiebel neu anschneiden, damit immer frischer Zwiebelsaft auf die Einstichstelle kommt. Der Zwiebelsaft hat einen abschwellenden und ausleitenden Effekt.
- Frische Spitzwegerichblätter zerreiben und sofort auf die Einstichstelle legen. Das „natürliche Antibiotikum" dieser Pflanze wirkt entzündungshemmend und abschwellend.
- Antihistamin-Gel (Apotheke) auftragen.

Achtung: Wer allergisch auf Wespenstiche reagiert oder in den Mund gestochen wird, muss schnell zum Arzt! Sofort Eiswürfel lutschen!

Zitrone mit Honig gegen Schnupfen und Heiserkeit

Den Saft 1 Zitrone, die gleiche Menge warmes Wasser und 1–2 TL Honig miteinander verrühren. Mehrfach am Tag schluckweise trinken.

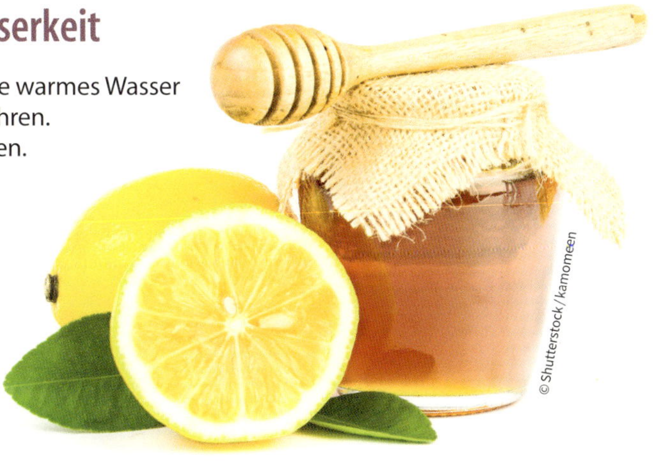

© Shutterstock/kamomeen

Reiben Sie verfärbte Hände mit 1/2 Zitrone ab. Das hilft sicher bei Obst- und Gemüseflecken.

Zitronenlikör

Zutaten:
3 unbehandelte Zitronen
3 EL frische gehackte Zitronenmelisseblätter
150 g weißen Kandiszucker
3/4 l Wodka

Zubereitung: Zitronen waschen, abtrocknen, mit Spargelschäler die gelbe Schale dünn abschälen. (Die geschälten Zitronen für Zitronenzucker verwenden.) Zitronenschale, Melissenblätter und Kandis in eine Weithalsflasche füllen. Den Wodka zugeben und die Flasche verschließen. Den Ansatz 3 Wochen auf die warme Fensterbank stellen und ab und zu schütteln. Danach abfiltern, in saubere Flaschen füllen und etikettieren.

Anwendung: Bei beginnender Erkältung 1–2 Gläschen trinken oder die Likörmenge in einem Becher mit heißem Wasser auffüllen und als Grog trinken. Wärmt sehr gut von innen.

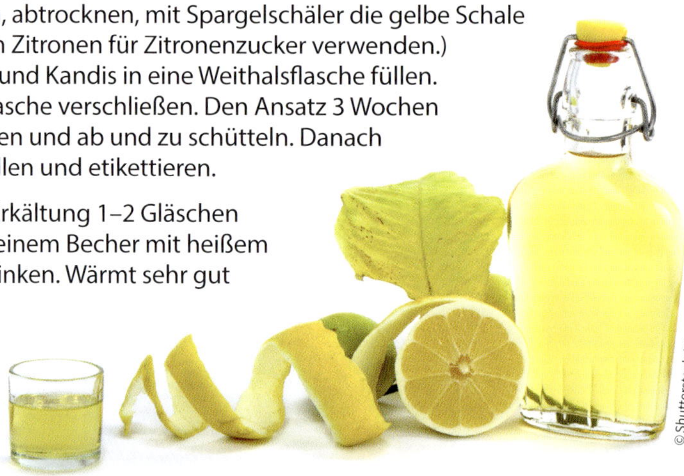
© Shutterstock / Patrizio Martorana

Zitronenzucker

Die geschälten Zitronen in Scheiben schneiden und in ein Glas schichten. Jede Schicht mit Zucker bestreuen. Das Glas zuschrauben und 12 Stunden stehen lassen. Die Zitronen ziehen Saft, davon täglich dreimal 1 EL nehmen, das stärkt das Immunsystem und wirkt antibakteriell.

Zitrusfrüchte

Zitrusfrüchte beugen Erkältungskrankheiten bestens vor. Täglich morgens 1 Glas frisch gepressten Orangen- oder Pampelmusensaft trinken, liefert natürliches Vitamin C und stärkt die Abwehrkräfte. Heißes Zitronenwasser ist eine gute Prophylaxe bei beginnenden Erkältungen.

Zwiebeln gegen Hühneraugen

Zwiebel klein schneiden, in Essig einlegen und 2–3 Tage ziehen lassen. Die Haut um das Hühnerauge herum dick eincremen und die geschnittene Zwiebel auf das Hühnerauge legen. Mit einer kleinen Mullbinde zubinden und über Nacht einwirken lassen. Die Füße im Seifenwasser baden und das Hühnerauge lösen. Sollte es beim ersten Versuch nicht klappen, diesen Vorgang wiederholen.

Frühjahrskur mit Wildkräutern

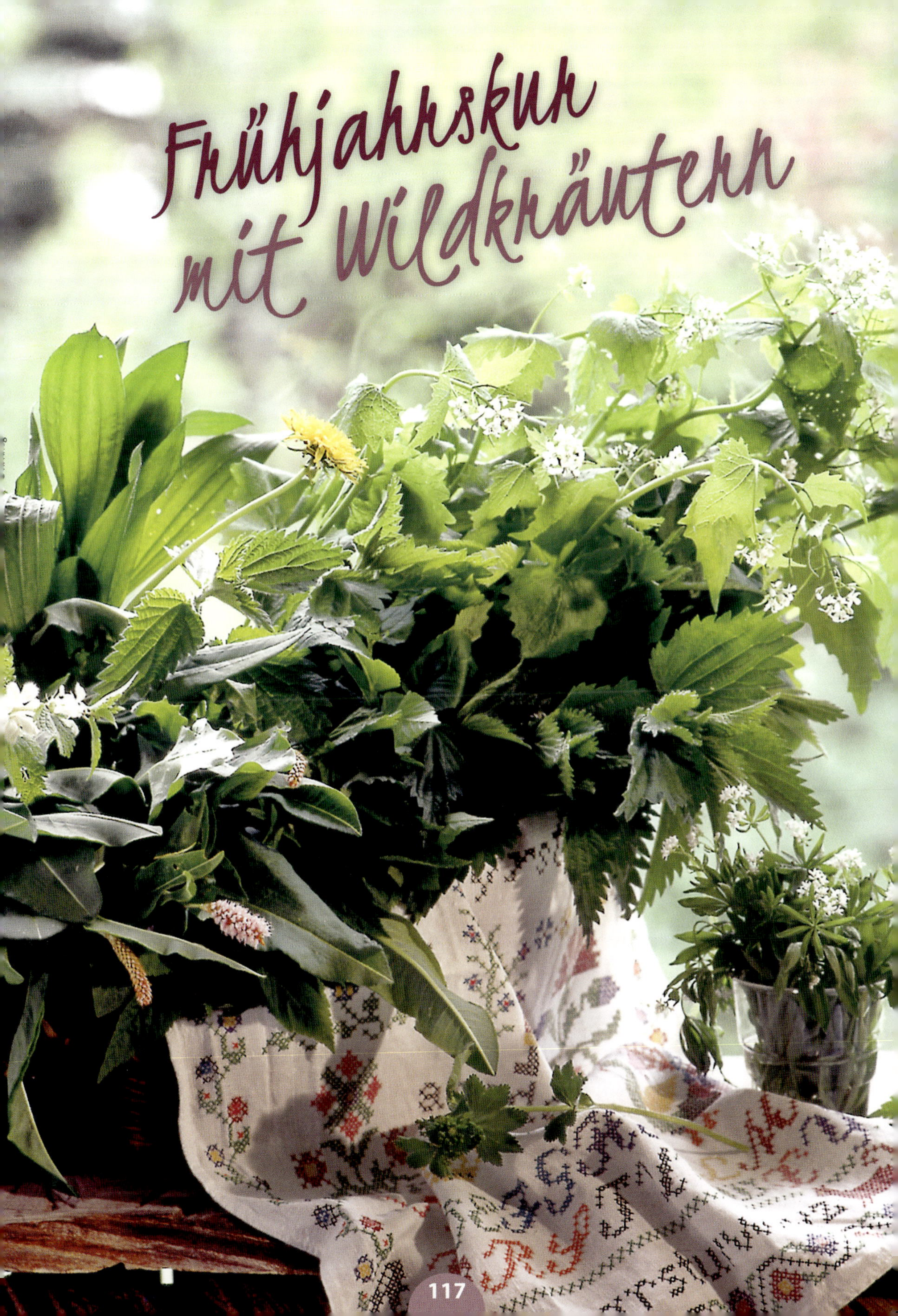

Vitamine und Mineralstoffe

Nach einem langen Winter bringen frische Kräuter den Stoffwechsel wieder in Schwung und führen dem Körper wichtige Vitalstoffe zu. Schon unsere Vorfahren kannten diese Wirkungsweisen, obwohl sie noch nicht so genau analysiert und begründet werden konnten. Hildegard von Bingen bezeichnet die Kräuter als „Grünkraft".

Vielfältig wurden die frischen Kräuter im Frühjahr verwendet. Großmutters „Brennnesselspinat" und „Löwenzahnsalat nach Bauernart" sind heute noch beliebt. Auch den jungen Tieren kam die „Grünkraft" zugute, so wurden Küken mit fein gehackten Brennnesseln, gemischt mit gekochtem Ei, aufgezogen. Im Volksmund nennt man den Löwenzahn auch „Pissblume" oder „Bettseicher", im Französischen „Pissenlit".

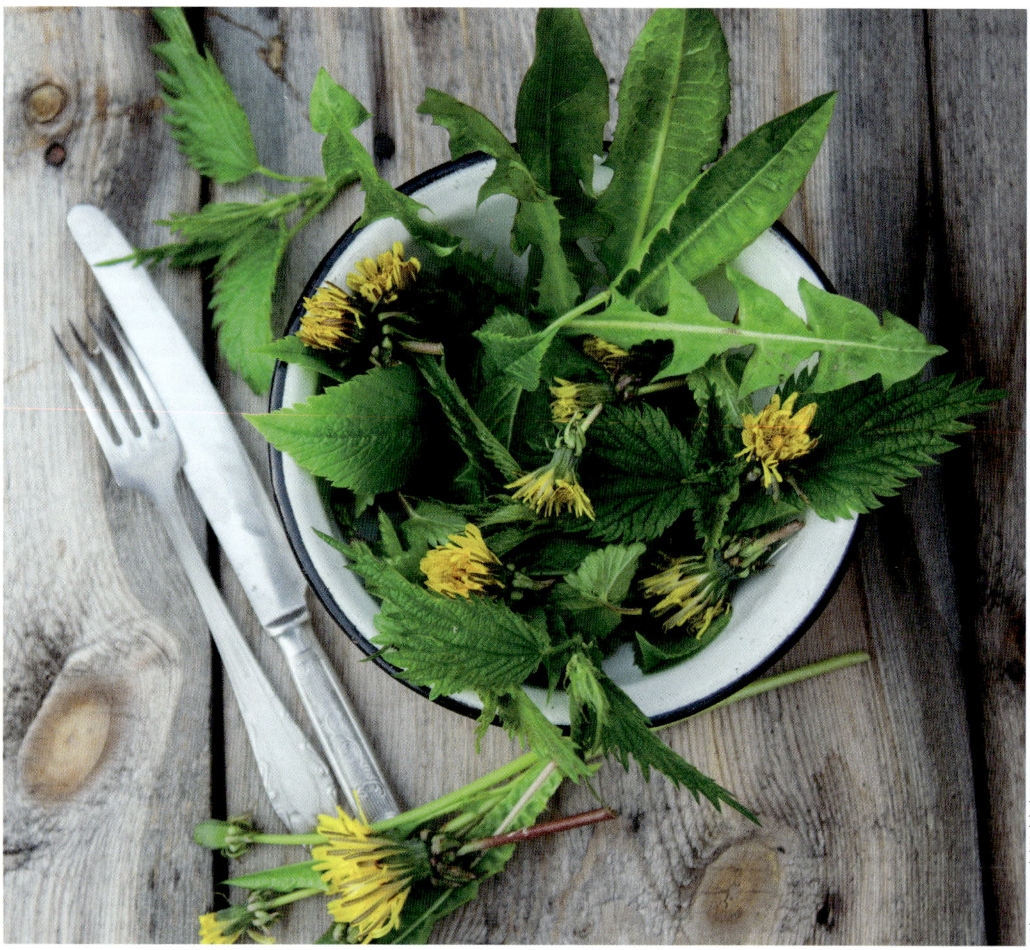

Sekundäre Pflanzenstoffe

Frische Wildkräuter sind kleine Vitaminbomben, sie stimulieren die Verdauungs- und Entgiftungsorgane, wie Magen, Leber, Nieren und Darm. Außerdem regulieren sie den Blutdruck, entwässern und regen den Lymphfluss an. Ihr Vorteil ist die komplexe Zusammensetzung vieler Wirkstoffe. Wildkräuter enthalten neben Vitaminen und Mineralstoffen eine Reihe sekundärer Pflanzenstoffe. So enthält die Brunnenkresse nicht nur viel Vitamin C, sondern auch wertvolle Senföl-Glykoside, die für den typischen Geschmack und die gesundheitliche Wirkung ausschlaggebend sind. Ein anderes Beispiel ist der Löwenzahn, seine Bitterstoffe stimulieren den Magen und regen die Gallensaftproduktion an. Damit fördern sie die Fettverdauung und wirken außerdem entwässernd und harntreibend.
Es ist allgemein wenig bekannt, dass in Wildkräutern wesentlich mehr Mineralstoffe und Vitamine enthalten sind als im Kulturgemüse. Sie enthalten durchschnittlich viermal mehr Vitamin C, doppelt so viel Provitamin A (Karotin) und die zweifache Menge an Mineralstoffen. Darüber hinaus enthalten Wildkräuter ätherische Bitterstoffe und weitere wichtige Pflanzen-inhaltsstoffe, die stoffwechselaktivierend wirken.

Pro 100 g	**Vitamin C**	**Provitamin A**	**Eisen**	**Kalzium**	**Magnesium**	**Kalium**	**Phosphor**
Brennnessel	333 mg	740 µg	7,8 mg	630 mg	71 mg	410 mg	105 mg
Giersch	201 mg	684 µg	2,9 mg	132 mg	35 mg	527 mg	128 mg
Löwenzahn	115 mg	594 µg	1,2 mg	50 mg	83 mg	590 mg	68 mg
Sauerampfer	117 mg	215 µg	8,5 mg	54 mg	41 mg	362 mg	71 mg
Vogelmiere	115 mg	383 µg	8,4 mg	80 mg	39 mg	680 mg	54 mg
Im Vergleich Kopfsalat	13 mg	130 µg	1,1 mg	37 mg	11 mg	224 mg	33 mg

(Auszug aus einer Tabelle von Prof. W. Franke)

Für die Zubereitung wohlschmeckender Speisen eignen sich besonders gut junge Blätter von Brennnesseln, Giersch und Löwenzahn, aber auch Bärlauch, Sauerampfer, Vogelmiere und Taubnesseln sind vielseitig verwendbar, um nur einige Beispiele aus der reichhaltigen Wildflora zu erwähnen. Die genannten Pflanzen wachsen fast überall, sind relativ leicht zu erkennen und sind für eine vielfältige Kost roh oder gegart geeignet. Sie bieten einen guten Einstieg in die Wildkräuterpraxis. Seltener vorkommende Wildpflanzen sollten zunächst unter fachkundiger Anleitung oder mithilfe eines präzisen Naturführers genau bestimmt werden, damit es zu keiner Verwechslung kommt!

Einige praktische Tipps zum Umgang mit Wildkräutern:

- Möglichst junge zarte Blätter zu Salaten und Gemüse verwenden. Anfangs mischt man kleine Mengen Wildkräuter am besten mit Kulturgemüse, z. B. Blattsalat, Gurken, Tomaten oder Weißkohl, dann gewöhnt sich der Gaumen allmählich an den neuen Geschmack.
- Die Kräuter müssen gut ausgelesen und so lange gründlich gespült werden, bis das Wasser klar ist. Wie bei allem Frischgemüse gilt auch hier: Möglichst bald verwenden!
- Brennnesseln können „entschärft" werden, wenn wir sie vor dem Verarbeiten mit Gummihandschuhen drücken, dann brechen die Spitzen der Brennhaare ab und sie brennen nicht mehr.

- Sollte der Löwenzahn zu bitter sein, dann ist es ratsam, die Blattspitzen mit der Schere abzuschneiden, denn dort sitzen die meisten Bitterstoffe.
- Sauerampfer wegen seines Oxalsäuregehalts nicht zu oft in größeren Mengen essen! Wer zu Nieren- und Gallensteinbildung neigt, sollte sich vom Arzt beraten lassen.

Was beim Sammeln zu beachten ist

Botanische Kenntnisse sind erforderlich, um ungenießbare oder sogar giftige Arten von essbaren Pflanzen unterscheiden zu können. Vor allem unter Doldenblütlern besteht die Gefahr der Verwechslung (z. B. Schierling). Das notwendige Wissen kann durch Kräuterseminare oder Flurbegehungen unter fachlicher Anleitung erworben werden. Ein detailliertes Pflanzenbestimmungsbuch mit guten fotografischen Abbildungen (im Buchhandel erhältlich) ist zum Kräutersammeln eine große Hilfe.

- Die Pflückstellen müssen hygienisch einwandfrei sein, z. B. frei von Spritzmitteln und Gülle.
- Waldgebiete, in denen Füchse heimisch sind, sollten wegen der Gefahr des Fuchsbandwurms gemieden werden.
- Auch Straßenränder und Müllplätze sind zum Sammeln nicht geeignet, denn Kräuter nehmen Schadstoffe leicht auf, und der Bleigehalt kann bedenklich hoch sein!
- Der eigene, natürlich bewirtschaftete Garten ist der beste Sammelort, dort sollte zumindest eine Wildkräuterecke toleriert werden. Bei regelmäßigem Schnitt wachsen ständig frische zarte Wildkräuter nach.
- Die Kräuter sammelt man am besten vormittags, wenn der Tau abgetrocknet ist. Zum Sammeln benutzt man einen Korb, niemals Plastiktüten, denn die Pflanzen fangen dann zu schwitzen an.

Beim Sammeln von Wildkräutern muss immer der Gedanke des Arten- und Naturschutzes an erster Stelle stehen. Informieren Sie sich bei Landwirtschaftsämtern oder Umweltbüros darüber, welche Arten geschützt sind und gar nicht gesammelt werden dürfen. In Naturschutzgebieten ist das Sammeln von Wildkräutern ganz untersagt.
Wenn in der freien Natur gesammelt wird, sollten möglichst nur oberirdische Pflanzenteile gepflückt werden. Man darf keine Wurzeln ausreißen, soll die Pflanzen an ihrem Standort lassen und nicht alles ernten, damit sie weiterhin blühen und fruchten können und somit die Art erhalten bleibt.

Der ideale Erntezeitpunkt:

- Die Blätter werden meistens im Frühjahr gepflückt. Zu dieser Zeit sind die Inhaltsstoffe am höchsten und die Blätter noch zart.
- Die Blüten sollten sich gerade entfalten, dann ist die beste Erntezeit.
- Samen sollten ganz reif sein.
- Die Wurzeln erntet man in der Ruhephase der Pflanze.

Gesunde Grünkraft

aus Wald und Wiese

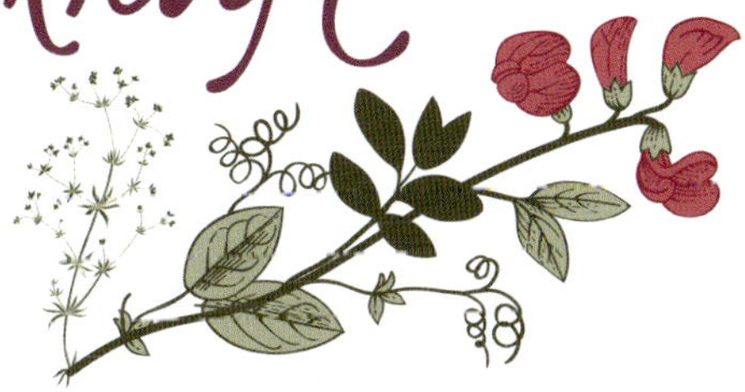

Pflanze	Standort	Sammelzeit/Sammeltipp	Verwendung/Wirkung
Bärlauch, Waldknoblauch *(Allium ursinum)*	Laubwälder, Park, feuchte Täler	April–Juni vor der Blüte typischer Knoblauchgeruch Verwechslung mit giftigen Maiglöckchen und Herbstzeitlose möglich!	Junge Blätter für Brotbelag, Salat, Suppe, Quark, Kräuterbutter, Pizza Antibiotische Wirkung; stärkt die eigenen Abwehrkräfte
Brennnessel *(Urtica dioica u. U. urens)*	Gärten, Wiesen, Wald- und Wegränder, stickstoffhaltiger Boden	Bis Juni auch spätere Ernte möglich, wenn die Pflanzen kurz gehalten werden	Junge Blätter und Trieb-spitzen für Salat, Gemüse, Auflauf, Suppe; getrocknet als Tee Stoffwechselanregende und wassertreibende Wirkung, reich an Vitaminen und Mineralstoffen
Brunnenkresse *(Nasturtium officinale)*	Fließende Gewässer Kann auch im Garten angebaut werden	Winter und Frühjahr Vor der Blüte (nicht die Wurzel ausreißen; gut waschen)	Junge frische Blätter für Brotaufstrich, Salat, Quark Reich an Vitaminen und Mineralstoffen Blutreinigend
Gänseblümchen *(Bellis perennis)*	Gärten, Wiesen, Rasen Schwerer Lehmboden	Frühjahr und Herbst	Frühlingssalat, Suppe, Quarkspeise, Blütenessig Blutreinigend, schleimlösend
Giersch Gichtkraut *(Aegopodium podagraria)*	Gärten, Wiesen, unter Hecken, an Zäunen im Halbschatten	Vor der Blüte; Ernte vom Frühjahr bis Herbst möglich wenn die Pflanze öfter abgeschnitten wird, treibt sie aus den Wurzeln neu heraus Verwechslungsgefahr mit anderen Doldenblütlern!	Junge zarte Blätter für Salat, Gemüse, Pizza, Suppe Kann gut mit Brennnesseln gemischt werden Stoffwechselanregende, Wassertreibende Wirkung, harnsäuretreibend Reich an Vitaminen und Mineralstoffen
Gundermann Gundelrebe *(Glechoma hederacea)*	Wiesen, Parks, Gärten, Hecken- und Wegränder, Halbschatten, feuchter Boden	März–Juni Kriechende Pflanze	Junge Blätter für Salat, Quark, Brotaufstrich Schleimlösend, harnsäuretreibende- und stoffwechselanregende Wirkung

Pflanze	Standort	Sammelzeit/Sammeltipp	Verwendung/Wirkung
Knoblauchs-rauke *(Alliaria officinalis)*	Hecken, Zäune, Waldränder, Gärten und Parks	April–Juni Die zerriebenen Blätter riechen nach Knoblauch.	Frische Blätter für Salat, Quark, Brotbelag Für die Frühjahrskur geeignet, stärkt Abwehrkräfte, antibakteriell und schleimlösend
Löwenzahn *(Taraxacum officinale)*	Wiesen, Gärten, Gräben Stickstoff-haltiger Boden	Junge Blätter von März–April ernten Blüten: Mai–Juni ernten Wurzel im Herbst ernten	Junge Blätter für Salat, Blüten für Sirup, Gelee, Schnaps, Wurzel für Tee Stoffwechselanregend, verdauungsfördernd durch die Bitterstoffe, reich an Vitaminen und Mineralstoffen
Pimpinelle Kleiner Wiesenknopf *(Sanguisorba minor)*	Gärten, Wiesen, Wegränder, kalkhaltiger Boden, Trockenrasen	Ganzjährig Blätter vor der Blüte	Frische Blätter für Salat, Suppe, Quark, Käse Reich an Vitaminen und Mineralstoffen Entzündungshemmend, blutreinigend
Sauerampfer *(Rumex acetosa)*	Feuchte Wiesen und Flusstäler	Blätter vor der Blüte	Frische Blätter in kleinen Mengen für Suppe, Salat Reich an Mineralstoffen und Vitaminen Vorsicht: enthält Oxalsäure!
Schafgarbe *(Achillea millefolium)*	Trockene Wiesen, Wegränder, Feldraine	Frühjahr: Ernte der jungen Blätter Sommer: das ganze Kraut und die Blüte für Tee	Junge Blätter in kleinen Mengen an Salat Die Bitterstoffe regen die Verdauungsorgane an
Scharbocks-kraut *(Ranunculus ficaria)*	Feuchte Wiesen, schattige Stellen, Bachufer	Junge Blätter nur vor der Blüte pflücken (März–April) Nach der Blüte sind die Blätter leicht giftig!	Junge Blätter für Salat oder fein gehackt auf Suppe streuen Stoffwechselanregend, blutreinigend, reich an Vitamin C und Mineral-stoffen
Spitzwegerich *(Plantago lanceolata)*	Wiesen, Gärten, Ödland	Junge Blätter	In kleinen Mengen für Salat und Suppe Antibakterielle Wirkung, entzündungshemmend und schleimlösend
Vogelmiere *(Stellaria media)*	Gärten, Acker, Wegränder	Ganzjährig Pflanze samt Blüten	Salat, Suppe, Gemüsemischung Reich an Vitaminen und Mineralstoffen
Wiesen-knöterich Schlangen-knöterich *(Polygonum bistorta)*	Feuchte Wiesen in Mittelgebirgs-lage Wächst oft in Gesellschaft mit Sauerampfer	Junge Blätter (April–Juni) Nur dort sammeln, wo große Mengen vorkommen!	Salat, Gemüse, Suppe Gerbstoffhaltig, gut gegen Durchfall

Leichte Rezepte für die Frühjahrskur

Frühlingssalat mit Wildkräutern

Zutaten:
1 Salatgurke
1 Bund Radieschen oder einige Tomaten
1 Zwiebel
Saft 1 Zitrone
etwas Salz und Zucker
Pfeffer (gemahlen) oder Basilikum
Öl

Verschiedene Wildkräuter, z. B. Giersch, Löwenzahn, Brunnenkresse, Scharbockskraut, Sauerampfer, Brennnesselspitzen, Blätter vom Bärlauch

Zubereitung: Alle Kräuter gut waschen, fein wiegen, Gurken, Radieschen beziehungsweise Tomaten schneiden, Zwiebel schälen und würfeln. Marinade herstellen aus Zitronensaft, Öl, einer Prise Salz und Zucker und etwas Pfeffer oder Basilikum. Alle Zutaten mischen und gleich servieren.

Brennnesselsuppe

Zutaten:
4 Handvoll Brennnesseln
1 Zwiebel
1 Knoblauchzehe
3 EL Pflanzenöl
1 EL Weizenvollkornmehl
1 l Gemüsebrühe
1/8 l Sahne
Salz und Muskat zum Abschmecken
2 Scheiben Brot zum Rösten

Zubereitung: Brennnesseln waschen, blanchieren und kalt überbrausen, abtropfen lassen und klein hacken. Zwiebel und Knoblauch schälen und hacken, in Öl andünsten und mit Mehl bestäuben. Alles umrühren, mit Gemüsebrühe aufgießen und 5 Minuten kochen. Nun die Sahne einrühren und die Suppe mit Salz und Muskat abschmecken. Das Brot würfeln und die Würfel in einer Pfanne anrösten. Die Suppe in Suppentassen oder Suppenteller füllen und die heißen, gerösteten Brotwürfel darüber streuen.

Großmutters Löwenzahnsalat

Zutaten:
1 kleine Schüssel
voll zarter Löwenzahnblätter
1 Knoblauchzehe
Essig, Öl
Salz, Pfeffer
50 g durchwachsenen Schinkenspeck
2 Scheiben Toastbrot, gewürfelt

Zubereitung: Die Löwenzahnblätter gut waschen und abtropfen lassen. Falls der Löwenzahn zu bitter ist, Blattspitzen abschneiden, denn dort sitzen die meisten Bitterstoffe! Angewärmte Salatschüssel mit der geschälten Knoblauchzehe ausreiben. Eine Marinade aus Essig, Öl, Salz, Pfeffer und etwas Wasser herstellen. Die Löwenzahnblätter in die Marinade geben und mischen. Den Speck würfeln und in einer Pfanne mit 1 Teelöffel Öl anbraten. Fein gehackten Knoblauch und die Brotwürfel dazugeben. Knusprig rösten, über den Salat streuen und sofort servieren.

Frühlings-Kräutersuppe

Zutaten:
2 mittelgroße Kartoffeln
1 l Gemüsebrühe
2 Handvoll Frühlingskräuter,
z.B. Brennnessel,
Giersch, Vogelmiere, Bärlauch
Salz und Pfeffer
1/8 l Milch
1 Becher Crème fraîche, zum Garnieren

Zubereitung: Kartoffeln schälen und klein würfeln. In der Gemüsebrühe weich kochen. Die Kräuter waschen, hacken und zugeben. 5 Minuten kochen lassen. Die Suppe pürieren und nach Geschmack mit Salz und Pfeffer abschmecken. Die Milch zugeben, kurz erhitzen und vom Herd nehmen. Beim Anrichten wird jede Portion mit einem Löffel Crème fraîche garniert.

Spitzwegerichsuppe

Zutaten:
2 Handvoll frische Spitzwegerichblätter
2 Kartoffeln
1 Zwiebel
2–3 EL Öl
3 EL Mehl
1 l Gemüsebrühe
Salz und Pfeffer
3 EL Sahne

Zubereitung: Spitzwegerichblätter verlesen, waschen und in feine Streifen schneiden. Kartoffeln waschen, schälen und würfeln. Die Zwiebel schälen, würfeln und im Öl glasig dünsten. Das Mehl darüber streuen, umrühren und mit Gemüsebrühe ablöschen. Spitzwegerich und Kartoffelwürfel in die Brühe geben und gar kochen. Mit Salz und Pfeffer abschmecken und die Sahne unterrühren.

Kräuterquark mit Schinken

Zutaten:
250 g Magerquark
4–6 EL Joghurt
3 EL frische Kräuter, z.B. Gundermann,
Schnittlauch oder Bärlauch, Giersch,
Knoblauchsrauke
50 g magerer gekochter Schinken
Salz und Pfeffer
Kräuter zum Garnieren

Zubereitung: Quark mit Joghurt glatt rühren. Kräuter fein wiegen. Schinken in kleine Würfel schneiden und alles gut mischen. Mit Salz und Pfeffer abschmecken und mit Kräutern garnieren.

Gierschpfannkuchen

Zutaten:
2 Handvoll junge Gierschblätter
250 g Vollkornmehl
3/8 l Milch
3 Eier
Pflanzenöl zum Ausbacken
1 Prise Salz

Zubereitung: Die Gierschblätter gut waschen, dicke Stiele entfernen und blanchieren. Kochendes Wasser über die Blätter gießen, kalt abbrausen und abtropfen lassen. Den Giersch fein hacken. Pfannkuchenteig aus Mehl, Milch, Eiern und Salz herstellen. Den gehackten Giersch zugeben. Dünne Pfannkuchen goldgelb in heißem Öl ausbacken.
Als Beilage eignen sich Wildkräutersalat oder Bärlauch-Gurken-Dip.

Bärlauchbutter

Zutaten:
250 g Butter (zimmerwarm)
10 Bärlauchblätter
1/2 TL Salz

Zubereitung: Bärlauch mehrfach unter fließendem Wasser waschen, trocken tupfen und klein schneiden. Die Butter rühren, Bärlauch untermengen, mit Salz abschmecken. Die Bärlauchbutter zur Rolle formen, in Alufolie einwickeln und kühl stellen. Schmeckt gut als Brotaufstrich, passt zu Kartoffeln oder gedünstetem Gemüse.

Bärlauch-Gurken-Dip

Zutaten:
300 g frische Salatgurke
1 Bund Radieschen
1 Handvoll frische Bärlauchblätter
2 Becher Vollmilch-Naturjoghurt
100 g Magerquark
1 EL Zitronensaft
Salz, Pfeffer

Zubereitung: Gurke und Radieschen waschen, in kleine Würfel schneiden. Bärlauchblätter waschen und hacken. Einige Radieschen und ein paar Bärlauchblätter für die Garnitur zurücklegen. Joghurt und Quark mit Zitronensaft verrühren. Alle Zutaten mischen, mit Salz und Pfeffer abschmecken. Beim Anrichten mit Radieschen und Bärlauch garnieren.
Dazu passen frische Gemüsestreifen oder Schalenkartoffeln.

Vogelmieren-Pesto

Zutaten:
200 g frische Vogelmiere (ohne Wurzeln)
2 Knoblauchzehen
2 EL geriebener Meerrettich
1 EL Sonnenblumenöl
etwas Salz
etwas Essig

Zubereitung: Die Vogelmiere am besten mit der Schere abschneiden, sehr gut waschen, verlesen und gut abtropfen lassen. Dann mit dem Fleischwolf, Mixer oder Messer zerkleinern. Den Knoblauch schälen und ebenfalls zerkleinern, zusammen mit Meerrettich und Öl zur Vogelmiere geben. Mit Salz und Essig nach Geschmack pikant abschmecken. Alles in verschraubbare Gläser füllen und kalt stellen. Im Kühlschrank kann das Pesto mehrere Tage aufbewahrt werden. Das Pesto stärkt die Abwehrkräfte und 2–3 TL täglich wirken im Winter vorbeugend gegen Erkältungskrankheiten.

Brennnesselblätter in Bierteig gebacken

Zutaten:
20–30 frische Brennnesselblätter
250 g Weizenmehl
1 Fl helles Bier (0,33 l)
1 Prise Salz
Öl zum Ausbacken

Zubereitung: Brennnesselblätter waschen und trocken tupfen. Aus Mehl, Bier und Salz einen dickflüssigen Teig herstellen. Das Öl (etwa 2 cm hoch) in der Pfanne erhitzen. Die Blätter durch den Teig ziehen und im Öl goldgelb braten.
Gebackene Brennnesselblätter eignen sich als Vorspeise oder als Beilage zu Fleischgerichten. Statt Brennnesselblätter können auch Bärlauch-, Sauerampfer- oder Beinwellblätter verwendet werden.

Löwenzahn-Magenbitter

Zutaten:
30 frische Löwenzahnblüten
1 EL Koriandersamen
3/4 l 38%iger Korn

Zubereitung: Die gelben Blütenblätter abzupfen und in eine weithalsige Flasche füllen. Die Koriandersamen in einem Mörser anstoßen und ebenfalls in die Flasche geben. Den Korn darübergießen. Die Flasche gut verschließen, auf eine warme Fensterbank stellen und 3 Wochen ziehen lassen, täglich einmal schütteln.
Den Löwenzahnschnaps durch einen Kaffeefilter gießen und in eine dekorative Flasche füllen. Kühl und dunkel aufbewahren.
Anwendung: Bei Bedarf ein kleines Gläschen trinken. Die Bitterstoffe regen die Fettverdauung an.

Radieschen-Kresse-Cocktail

Zutaten:
2 Bund Radieschen
1 Schälchen Kresse
1 Zwiebel, gewürfelt
2–3 EL Essig
2 EL Rapsöl
Salz, Pfeffer, Zucker

Zubereitung: Radieschen waschen, in Scheiben schneiden. Die Kresse abschneiden, die Blättchen waschen und schneiden. Mit den Radieschen und den gewürfelten Zwiebeln in eine Schüssel geben.
Marinade herstellen aus Essig, Öl, Salz, Pfeffer, Zucker und etwas Wasser. Unter die Radieschen heben. Nach Belieben mit hart gekochtem Ei garnieren.

Rezepturenübersicht

Rezepte für die Frühjahrskur